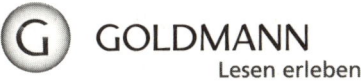

GOLDMANN
Lesen erleben

Buch

Auch 500 Jahre nach dem Untergang des Aztekenreiches können wir von
diesem mysteriösen und mächtigen Volk aus Zentralmexiko noch viel
lernen. Eines der Geheimnisse der Azteken liegt sicherlich in ihrer Ernährung, und zwar besonders in dem kleinen schwarzen Samen Chia.
Dieser Wundersamen steckt voller Power: Zum einen ist er ein Sattmacher, der Ihren Heißhunger beseitigt, Ihren Stoffwechsel ankurbelt und
Ihre Pfunde schmelzen lassen wird. Gleichzeitig garantiert seine einzig-
artige Nährstoffzusammensetzung aus Omega-3-Fettsäuren, Vitaminen,
Proteinen und Antioxidantien, dass Ihr Körper auf natürliche Weise alles
bekommt, was er braucht. So steigern Sie Ihre Leistungsfähigkeit und Ihr
seelisches Wohlbefinden. Anstrengenden Hungerkuren können Sie nun
endlich den Rücken kehren, denn die Aztekendiät mit ihren vielen lecke-
ren Rezepten und Smoothies hält, was sie verspricht: endlich spielend
leicht abnehmen und gesünder leben.

Autor

Der New York Times Bestsellerautor Dr. Bob Arnot ist Arzt und Medizin-
journalist. Er berichtet unter anderem für die amerikanischen Sender
NBC und *CBS* und ist Kolumnist des *Men's Journal*. Er lebt in Florida und
Vermont.

Dr. Bob Arnot

Die Aztekendiät

Gesund und schlank mit Chia

Aus dem Englischen
von Stefanie Hutter

GOLDMANN

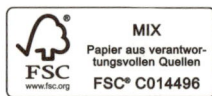 Dieses Buch ist auch als E-Book erhältlich.

MIX
Papier aus verantwor-
tungsvollen Quellen
FSC® C014496

Verlagsgruppe Random House FSC® N001967
Das für dieses Buch verwendete FSC®-zertifizierte Papier
Classic 95 liefert Stora Enso, Finnland.

1. Auflage
Deutsche Erstausgabe November 2014
Wilhelm Goldmann Verlag, München,
in der Verlagsgruppe Random House GmbH
© 2014 der deutschsprachigen Ausgabe
Wilhelm Goldmann Verlag, München,
in der Verlagsgruppe Random House GmbH
Published by arrangement with William Morrow,
an imprint of HarperCollins Publishers, LLC.
Originaltitel: The Aztec Diet
Originalverlag: William Morrow, HarperCollins Publishers
© 2013 Dr. Bob Arnot
Umschlaggestaltung: Uno Werbeagentur, München
Umschlagfoto: FinePic®, München
Redaktion: Andrea Kalbe
Satz: Uhl + Massopust, Aalen
Druck und Bindung: GGP Media GmbH, Pößneck
AB · Herstellung: IH
Printed in Germany
ISBN 978-3-442 -17481-2
www.goldmann-verlag.de

Besuchen Sie den Goldmann Verlag im Netz

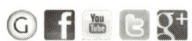

Dieses Buch widme ich meinen zwei wunderbaren Söhnen
Bobby und Hayden. Sie brachten mir so viel Freude und
unerschütterliche Loyalität entgegen. Es vergeht keine Stunde,
in der ich nicht an sie denke. Ihre harte Arbeit und ihr Fleiß
sind für mich stets eine Quelle der Inspiration.

AZTEKENDIÄT

[ats'teːkəndiˈɛːt]

Substantiv

1. Dreistufige Diät auf Grundlage von Nahrungsmitteln der Azteken, die zu einem gesunden Körpergewicht und Blutzuckerwert führt.

Inhalt

Die Aztekendiät und der Wundersamen

»Wie geht es dir?«
»Könnte nicht besser sein«, antworte ich jedes Mal. Ich meine es ernst. In meinem ganzen Leben ging es mir nie besser, ich war nie schlanker, nie produktiver, nie leistungsfähiger. Warum? Ich esse alle diese Dinge nicht mehr, die so viele von uns schon so lange vergiften, und greife stattdessen zu den Nahrungsmitteln der Azteken – Nahrungsmittel, die mir unbegrenzte Energie, klares Denkvermögen und Kreativität ohne Ende schenken. Wie ist das möglich? Mit der Aztekendiät! Wenn Sie sich an die Richtlinien in diesem Buch und die Ernährungsgewohnheiten dieser mächtigen alten Zivilisation halten, werden Sie sich selbst bald ebenso fühlen.

Die Aztekendiät wird Ihren Körper, Ihre Gesundheit, Ihren Geist, Ihre Einstellung und Ihr Leben verändern und alles eliminieren, was Schaden in Ihrem Körper anrichtet: Kohlenhydratbomben (wie z. B. Fertigmüsli, Chips, Nudeln und Gebäck, die den Blutzucker hochschnellen und dann abstürzen lassen und so Heißhunger erzeugen) und Flammenwerfer (wie z. B. Weißmehl und weißer Reis, die das Ausmaß der Entzündungen im Körper extrem erhöhen).

Zwei von drei Deutschen haben Unmengen dieser gefährlichen Dinge auf ihrem Speiseplan. Es ist also ziemlich wahrscheinlich, dass auch Sie täglich Nahrungsmittel zu sich nehmen, die sich verheerend auf Blutzucker, Gewicht, Gesundheit und Seele auswirken! Kein Wunder, wenn es Ihnen schwerfällt, leistungsfähig zu bleiben und dennoch Diät zu halten! Das Blut der meisten Menschen mit einer klassischen kohlenhydratreichen westlichen Ernährungsweise wird immer mehr zu einer giftigen, aggressiven Brühe aus gestörtem Hormonhaushalt und erhöhten Blutfett-, Entzündungs-, Cholesterin- und Blutzuckerwerten. Kohlenhydrate sorgen für unkontrollierbare Blutzuckerspitzen; fällt der Wert dann rapide ab, entsteht ein Teufelskreis aus Heißhunger nach neuen Kohlenhydraten. So fühlen wir uns tagtäglich müde und schwerfällig. Kommt Ihnen das bekannt vor? Irgendwann werden wir dann krank. Herzleiden, Schlaganfall, Krebs, Diabetes, Bluthochdruck, Alzheimer und Tod sind die Folgen.

Die unglaublich gute Nachricht lautet jedoch, dass man aus diesem Teufelskreis relativ leicht ausbrechen kann. Es ist wirklich so einfach, wie es klingt – Sie können diese Gefahren ausschalten, wenn Sie Ihrer gewohnten Ernährungsweise den Rücken kehren und zur Aztekendiät übergehen. Sie müssen nicht erschöpft sein. Sie müssen nicht übergewichtig sein. Ein schlankeres, energiegeladenes, gesünderes und glücklicheres Ich ist in Reichweite.

In diesem Buch werde ich Ihnen zeigen, wie Sie Ihre Ernährung umstellen und dafür Anleihen bei einer der erfolgreichsten Zivilisationen der Menschheitsgeschichte machen. Die Nahrungsmittel der Azteken, die jahrhundertelang Zentralmexiko beherrschten, werden:

- Ihren Heißhunger beseitigen
- Ihr seelisches Befinden verbessern
- Ihre Leistungsfähigkeit steigern
- Ihre Pfunde schmelzen lassen

Und das ohne eiserne Willenskraft und nagenden Hunger. Das »Aztekenfutter« nimmt Ihnen sozusagen die Arbeit der Gewichtsabnahme ab.

Wenn Ihnen eine hohe glykämische Last Probleme bereitet, Sie sich benebelt, zittrig, lethargisch und ausgehungert fühlen, wenn Ihr Blutzucker nach unten saust, ist die Aztekendiät das Richtige für Sie. Wenn Sie, wie viele andere, schon Millionen Diäten hinter sich und Ihr Gewicht immer noch nicht im Griff haben, wird es jetzt endlich klappen. Gönnen Sie Ihrem Körper eine Pause. Gönnen Sie sich selbst eine Pause. Sie sind kein Diätversager, Ihre Ernährungsweise hat versagt – den Schlüssel zum Erfolg liefert Ihnen dieses Buch.

Zu schön, um wahr zu sein? Keineswegs. Denn die Wirksamkeit der Aztekendiät lässt sich historisch beweisen:

- Aztekennahrung gehört zur gesündesten auf dieser Erde und befeuerte eines der mächtigsten Völker der Geschichte. Sie besteht vorrangig aus Bohnen, Mais, Geflügel, Fisch, Gemüse, Obst und Supergetreide wie Amarant, Quinoa und einem Samen, von dem Sie vielleicht noch nie gehört haben, der aber Ihr Leben verändern wird: Chia. Wenn Sie kohlenhydratreiche, zuckerreiche, fettige Nahrungsmittel durch diese ersetzen, werden Sie rasch schlank, fit und leistungsfähig, in einem Maß, wie Sie es noch nie erlebt haben.
- Die Nahrungsmittel der Aztekendiät sind sättigend und schmecken toll! Was für diese Diät verwendet wird, steckt voller Nährstoffe und kann Ihren Stoffwechsel radikal verändern. Die meisten sogenannten Diätnahrungsmittel sind nur unwesentlich gesünder als die üblichen Dickmacher. Sie müssen für die Gewichtsabnahme nicht auf Geschmack verzichten.

- Die Aztekendiät ist einfach und lässt sich überall und jederzeit einhalten, ohne komplizierte Speisepläne, ohne Kalo-
rienzählen, ohne vorbereitete Mahlzeiten oder spezielle
Riegel. Die Basisernährung der Diät besteht aus einem einfachen Smoothie am Morgen und einigen grundlegenden
Änderungen an Ihrer derzeitigen Ernährungsweise. Mein
Tagesablauf ist hektisch, ich bin viel unterwegs und habe
keine Zeit für komplizierte Einkaufslisten oder langwierige
Vorbereitungen. Für meinen morgendlichen Smoothie, der
alle erdenklichen Nährstoffe enthält, brauche ich weniger als
60 Sekunden. Zeit ist eines der größten Hemmnisse für gute
Ernährung, ein wesentlicher Fortschritt in der Aztekendiät
besteht daher darin, dass sie wertvolle Nahrung zu »schneller« Nahrung, zu »Fastfood«, macht.

- Die Gewichtsabnahme tritt bei der Aztekendiät rasch und
effektiv ein, lässt keine Frustration und keine Versagens-
ängste aufkommen, die Menschen vorzeitig aufgeben
lassen. Die Startphase gibt den Anstoß und führt rasch zu
einem Erfolgserlebnis, das Sie dranbleiben lässt.

- Wenn Aztekennahrung auch das Grundgerüst Ihrer Ernährung bildet, dürfen Sie sich auch »belohnen« und müssen
nichts entbehren. Sie können über die Stränge schlagen und
dann zum Grundgerüst zurückkehren, wenn es genug ist,
Sie zugenommen haben oder sich einfach nicht gesund fühlen. Sie werden staunen, wie schnell Sie die Auswirkungen
von Hochzeiten, Festtagen und Urlauben überwinden. Diese
Anlässe dürfen Sie nun ohne schlechtes Gewissen genießen,
denn Sie wissen, die Rückkehr zur Aztekennahrung bringt
Sie rasch wieder in Form.

Der Samen Chia

Als Arzt, Autor, Fitnessfreak, Ausdauersportler und Medizin-journalist habe ich stets auf jeden wesentlichen Fortschritt im Bereich Ernährung geachtet. Als medizinischer Korrespondent für verschiedene amerikanische Nachrichtensender wie NBC und CBS stellte ich fest, dass Berichte über Ernährung zu den interessantesten gehören, weil sie sich unmittelbar umsetzen lassen und große Auswirkungen auf unser Leben haben. Sie dürfen mir jedoch glauben, dass echte Fortschritte selten sind. Diätbücher, Wundermittel und Ergänzungspräparate wecken neue Hoffnung, bringen aber letztlich nichts.

Als mir meine gute Freundin Lizzie Hinckley dann von einem Wundermittel erzählen wollte, lehnte ich höflich ab. Lizzie ist eine fantastische Skifahrerin, Seglerin und Reiterin. Im Winter sind wir in Vermont immer auf Skiern um die Wette ins Tal gerast; im Sommer hingegen haben wir unsere Ausdauer in legendären Radtouren von 110 Kilometern gemessen. Lizzy schien unglaublich viel Power für ihr Gewicht zu haben: Wie eine Gazelle radelte sie bergauf, während ich Mühe hatte, sie nicht aus den Augen zu verlieren.

Nach einer Fahrt auf der Mount-Mansfield-Hayride-Rennstrecke erzählte mir Lizzie dann von ihrem Geheimnis. Sie legte einen hellen Beutel auf den Rücksitz meines Motorrades. Ich ließ ihn tagelang draußen im Schnee liegen. Sie schickte SMS um SMS: »Hast du es schon probiert?« Schließlich nahm ich den Beutel von meiner geliebten Ducati, schüttelte den Schnee ab und sah mir zuallererst die offiziellen Nährwertangaben auf der Rückseite an. Nein! Konnte das stimmen? *Fünf* Gramm Ballaststoffe in nur 70 Kalorien? Die Liste der Inhaltsstoffe las sich wie ein Bestseller. Ich konnte kaum glauben, dass in einem einzigen Nahrungsmittel so viele Nährstoffe enthalten sein konnten.

Ich ging ins Internet und informierte mich über Chia. Es schien den gesündesten Nahrungsmitteln der Welt weit überlegen. Denn Chia enthält:

- 8-mal mehr Omega-3-Fettsäuren als Zuchtlachs aus dem Atlantik
- 6-mal mehr Kalzium als Milch
- 3-mal mehr Eisen als Spinat
- 2-mal mehr Ballaststoffe als Kleieflocken
- 15-mal mehr Magnesium als Brokkoli
- 4-mal mehr Selen als Leinsamen

Supergetreide faszinierten mich schon immer. Ich esse Vollkornbrot und ballaststoffreiche Cerealien; ich liebe Quinoa und Amarant, die goldenen Körner der Azteken. Aber Chia? Nie davon gehört. Nach einer kurzen Googlesuche war ich wie hypnotisiert.

Die Geschichte von Chia begann 2500 v. Chr., berühmt wurden die kleinen Samen aber erst später durch die Aztekenkrieger. Die Azteken kultivierten außergewöhnliche Nahrungsmittel, die ihnen die Kraft und Energie verliehen, eines der größten Reiche der Geschichte zu errichten. Eines davon war ein Samen namens *Chia*. Er gehörte mit Mais und Bohnen zu den drei Grundnahrungsmitteln der Azteken. Davon galt allerdings nur Chia als »Läufernahrung«; Chia stärkte die Aztekenkrieger auf ihren langen Reisen, auf der Jagd und im Kampf. Wenn sie dabei verwundet wurden, legten die Azteken die »Wundersamen« auch als Hilfe gegen Infektionen auf die entsprechende Stelle. Chia hatte für die Azteken eine so große Bedeutung, dass die Spanier die riesigen Chia-Felder im Zuge ihres Vernichtungsfeldzugs gegen die Azteken abbrannten. Die Zerstörung ihrer Landwirtschaft, die überlegenen Waffen der Europäer und die Krankheiten, die sie mitbrachten, waren einige der Faktoren, warum die Azteken im Nebel der Geschichte verschwanden.

Nachdem die Spanier die Azteken besiegt hatten, wuchs Chia wild im amerikanischen Westen und in Mexiko, verschwand aber aus dem großflächigen landwirtschaftlichen Anbau und geriet weitgehend in Vergessenheit. Das ist wohl der Grund, warum Sie vielleicht von Quinoa und Amarant gehört haben, nicht aber von Chia. Die amerikanischen Ureinwohner kultivierten und aßen Chia noch Jahrhunderte, nachdem die Spanier die Chia-Felder vernichtet hatten. Sie stellten fest, dass Chia ihnen so viel Energie lieferte, dass sie Botschaften vom Colorado River bis zum Pazifik bringen oder mit Chia als ausschließlichem Proviant tagelang auf der Jagd sein konnten, wobei oft zwei Löffel pro Tag genügten. Sie durchquerten Wüsten bei extremer Hitze mit wenig Wasser oder Nahrung, aber mit Chia. Edward Palmer schrieb 1891 auf seinen botanischen Reisen durch verschiedene Wüsten und durch Mexiko, Chia sei eines der »beliebtesten und nahrhaftesten Nahrungsmittel« der Eingeborenen. Heute setzen Spitzensportler Chia als Brennstoff bei äußerst strapaziösen Langstreckenrennen und im Leistungssport ein.

In den 1960ern erlangte Chia in kalifornischen Naturkostläden wieder eine gewisse Bekanntheit. 1978 erwarb der Ernährungswissenschafter Dr. Al Bushway erstmals Chia; seit den frühen 1980ern untersucht er die Samen am Fachbereich »Food Science and Human Nutrition« der University of Maine. Mit einer Steigerung der landwirtschaftlichen Produktion wurde jedoch erst wieder 2005 begonnen, und auch die wissenschaftliche Erforschung der Chia-Samen kam erst in den letzten Jahren ernsthaft in Gang, wobei sich im Frühjahr 2010 erstmals deren bemerkenswerte Wirkung bei der Gewichtsabnahme offenbarte. Wesentlich stärker in den Blickpunkt der Öffentlichkeit rückten die Samen 2009 durch Christopher McDougalls Buch *Born to Run*, das viele Ausdauersportler voller Ehrfurcht auf die Tarahumara-Indianer aus der mexikanischen Kupferschlucht blicken ließ. Sie laufen unglaubliche Strecken, bis zu 320 Kilometer am Stück, mit der Leichtigkeit, mit der unsereins das Wohnzimmer durchquert, und essen dabei kaum etwas außer Chia.

Von der ernährungsphysiologischen Wirkung war ich restlos überzeugt, doch der Geschmackstest lag noch vor mir. Ich streute gemahlene Chia-Samen über mein Müsli. Schmeckte nach gar nichts! Dann probierte ich es mit Wasser. Die gemahlenen Samen quollen auf und wurden weich, hatten aber kaum Eigengeschmack. Mandelmilch erhielt durch gemahlene Chia-Samen eine angenehme Konsistenz. Sie ließen sich so gut mischen, dass sie ganz leicht in meine Ernährung einzubauen waren. Ähnliche Nährstoffmengen konnte ich mit zehn Schalen Rosenkohl, Blumenkohl, Spinat oder Brokkoli erhalten – oder mit vier Löffeln Chia. Wie sagenhaft einfach! So leicht kann man wertvolle Nährstoffe aufnehmen und dabei abnehmen, ohne Unmengen Gemüse essen zu müssen!

Chia lässt sich leicht in die Ernährung einbauen und benötigt wenig Zubereitungszeit. Ganze Samen sollten Sie in einer Kaffeemühle oder anderen Mühle mahlen, da sie den Verdauungstrakt ansonsten einfach passieren. Sofort verzehren, damit sie nicht ranzig werden. Ich empfehle, gemahlene oder mikrofein geschnittene Chia-Samen zu kaufen, welche in bester Qualität nicht ranzig werden und direkt über Speisen gestreut oder in Getränke eingerührt werden können. Die größte Wirkung entfaltet Chia mit Flüssigkeit, Getränke (besonders Smoothies!) sind also optimal. Für die Herstellung von Smoothies lohnt es sich, einen Hochgeschwindigkeitsmixer anzuschaffen. (Mehr darüber finden Sie im Unterkapitel »Häufige Fragen«).

Nun wandte ich mich meinen eigenen Herausforderungen zu. Ich brachte seit fünf Jahren 94 Kilo auf die Waage. Als meine Frau mit meinem ersten Sohn schwanger war, waren es sogar 102 Kilo gewesen. Was ich auch versuchte, ob ich hungerte oder fleißig Sport trieb, ich kam nicht weiter runter als auf 92 Kilo, nur um kurz darauf wieder 94 zu wiegen. Ich hatte alle Diäten durchprobiert: Atkins, South-Beach, Zone und wie sie alle heißen. Zum Teil bestand das Problem darin, dass ich ziemlich fit war und einfach die berühmten sieben Kilo nicht loswurde. Ich wusste, wenn ich auf Essen am späten Nachmittag verzichtete, wäre das beim Ausmaß meiner sportlichen Aktivitäten ein halbes Kilo pro Tag weniger, aber die Konzentrationsschwäche durch den sinkenden Blutzucker und der nagende Hunger ließen mich immer wieder an den Kühlschrank gehen. Mit Chia wurde alles anders. Ich aß zwei Esslöffel davon um 15:00 Uhr. Um Mitternacht hatte ich noch nichts anderes gegessen. Wie war das möglich?

- Kein Hunger
- Keine Konzentrationsschwäche
- Kein Schwächegefühl durch niedrigen Blutzucker

Ich war sprachlos. Dann begann ich, mich regelmäßig zu wiegen. Immer wenn ich wollte, nahm ich ein Kilo pro Tag ab. Ich musste mich sogar mit Chia zurückhalten, damit ich nicht zu schnell zu viel abnahm. Als ich die Kalorien zusammenzählte, kam ich nur auf 800 pro Tag. Zu wenig. Ich musste zurückstecken und langsamer abnehmen. Aber die Ergebnisse waren verblüffend: 92, 91,5, 91, 90,5, 90. Neunzig Kilo? So wenig hatte ich seit 20 Jahren nicht mehr gewogen! Dann ging es richtig bergab: 89, 88, 87, 85. Mein Stoffwechsel, mein ganzer Körper hatten sich komplett verändert. Ich, der leidenschaftliche Rennradfahrer, war niemals schneller unterwegs gewesen. Ich konnte Ausfallschritte machen wie seit Schultagen nicht mehr! Ich fühlte mich fantastisch. Mit 85 Kilo fühlte ich mich gesund und schlank, ich war total verblüfft über die Wirkung von Chia.

Chia half mir nicht nur beim Abnehmen, es gibt mir auch enorme Ruhe und Kraft. Seitdem kann ich jeden Tag viele Stunden arbeiten und bringe dann immer noch die Energie für ein anstrengendes Training auf Langlaufskiern, Abfahrtsskiern, auf dem Fahrrad oder Paddleboard auf. Und ich bin disziplinierter geworden. Vor zwei Jahren habe ich mich einem Abendbüfett noch wie ein Staubsauger genähert. Jetzt ist es auch kein Problem mehr, mich mal zurückzuhalten.

Weil ich die unglaubliche Wirkung von Chia nicht für mich behalten wollte, entwickelte ich diese Diät auf Chia-Basis. Ein einzelnes Nahrungsmittel als Basis einer Diät mag seltsam erscheinen, aber Chia ist so nahrhaft und sättigend, dass es ein einzigartiges Kraftwerk ist. Chia eröffnet sozusagen den Zugang – seine große Wirkung ermuntert dazu, weitere ungewöhnliche Nahrungsmittel auszuprobieren.

Phase I der Aztekendiät besteht aus Snacks und drei Chia-Smoothies am Tag und krempelt den Stoffwechsel komplett um.

In Phase II können Sie die Gewichtsabnahme beschleunigen, indem Sie Ihren Stoffwechsel mit einer ausgewählten Mittagsmahlzeit ankurbeln.

Phase III ist eine Rückkehr zu regelmäßigen Mahlzeiten, die aus den gesündesten Nahrungsmitteln bestehen, die es gibt – primär die der Azteken.

Und zuletzt folgen noch Ratschläge für einen Ausgleich, wenn (nicht falls) Sie über die Stränge geschlagen haben. Das passiert uns allen. Wenn man damit rechnet und für Ausgleich sorgen kann, sieht alles ganz anders aus. Wenn ich mal über die Stränge schlage, kann ich es meistens gar nicht erwarten, wieder zur Aztekendiät zurückzukehren. Vor kurzem kam ich von einer Reise nach Afrika und in den Nahen Osten schwerer zurück, als ich es seit Beginn der Aztekendiät gewesen war. Bei meiner Ankunft wog ich 92,5 Kilo, doch nach einer Woche waren es wieder 90. Innerhalb von drei Wochen hatte ich 85,7 Kilo erreicht.

Die Aztekendiät ist der Höhepunkt meiner lebenslangen weltweiten Suche nach den allerbesten Nahrungsmitteln und der wirksamsten Diät aller Zeiten. Ihre Hausaufgaben wurden also schon von mir erledigt: Die Nahrungsmittel habe ich nach ihrer glykämischen Last (je geringer, desto besser!) und anderen ernährungsphysiologischen Faktoren aufgelistet; gleichzeitig finden Sie in diesem Buch tolle Ideen und Rezepte für leckere Mahlzeiten, Strategien für tiefen und erholsamen Schlaf, Tipps für mehr Bewegung und den Umgang mit schwierigen Situationen. Dieses Mal wird das Abnehmen einfach, und der Erfolg ist von Dauer!

Warum die Aztekendiät funktioniert

Die meisten Diäten sind eine einzige Strapaze, quälender Hunger stellt die Selbstdisziplin auf eine harte Probe. Im Magen ist nur Säure unterwegs, denn nach jedem winzigen Bissen stürzen Enzyme in Ihr Verdauungssystem. Minuten nach dem Essen sind Sie schon wieder hungrig. Sie zählen die Zeit bis zur nächsten Mahlzeit, jede Minute erscheint wie eine Stunde. Mit der Aztekendiät werden Sie sich besser fühlen, als Sie es je für möglich gehalten hätten. Denn sie bewältigt fünf gewaltige Aufgaben:

Die Aztekendiät...

- sättigt
- verhindert Heißhungerattacken
- löscht das innere Feuer im Körper
- versorgt den Körper mit Supernährstoffen
- erhöht die Leistungsfähigkeit des Gehirns

Sehen wir uns nun an, warum diese Dinge so wichtig sind und wie sie sich auf Ihr Gewicht auswirken.

Mehr Sattmacher!

Der erste Vorteil von Chia ist, dass Sie satt bleiben und keinen Hunger leiden müssen. Das funktioniert so:

Nahrung quillt im Magen auf

Chia sorgt auf natürliche Weise dafür, dass im Magen weniger Platz für mehr Nahrung ist. Dem Gehirn wird signalisiert, dass der Magen voll ist, weshalb Sie aufhören zu essen. Ein chirurgischer Magenbypass für schwer Übergewichtige ist zur erfolgreichsten Maßnahme zur Gewichtsabnahme geworden. Der Eingriff reduziert die Magengröße, damit weniger Nahrung Platz hat. Mit der allerneuesten Methode wird dem Patienten eine mechanische Vorrichtung in den Magen eingesetzt, die sich ausdehnt, so den Magen füllt und dem Patienten Sättigung vermittelt. Chia bewirkt dies auf natürlichem Weg, indem es sich im Magen bis zum siebenfachen Volumen ausdehnt und so viel weniger Platz für Nahrung lässt, Sie fühlen sich satt.

Nahrungsvolumen: Mehr essen, um weniger zu wiegen

Die Nahrungsmittel der Aztekendiät machen satt, ohne gleichzeitig Kalorienbomben zu sein. Die meisten Diäten schlagen fehl, weil die Nahrungsmenge zu gering ist und der Körper schnell nach mehr schreit. Oder die als Diätnahrung angepriesenen Lebensmittel weisen eine zu hohe Kalorienzahl auf. Joghurt mit 0,01 Prozent Fett zum Beispiel. Hmmmh! Natürlich sind die Portionen klein und weisen tatsächlich kaum Fett auf, leider bestehen sie dann aber meist aus sehr viel Zucker. Wählt man allerdings das Richtige aus, kann man essen, bis man satt ist, ohne dem Körper dabei zu schaden.

Der erfreuliche Erfolg der Hawaii-Diät ist das beste Beispiel für das Prinzip des »Mehr essen und weniger wiegen«. In den 1990ern hatte die Bevölkerung von Hawaii die schlechteste Gesundheitsstatistik der Vereinigten Staaten. Adipositas und Diabetes traten so häufig auf, dass die gesamte Kultur bedroht war. Dr. Terry Shintani, ausgebildet an der Harvard School of Public Health, appellierte an die Bevölkerung: Kehrt zu euren kulturellen und spirituellen Werten zurück und entscheidet euch für die Nahrung eurer Vorfahren.

Der Legende nach zeugte Wākea, der Himmelvater, mit Mutter Erde einen Sohn, Haloa. Das Kind wurde zu früh geboren und war geformt wie eine Knolle. Es starb und wurde in einer Ecke des Hauses begraben. Der zweite Sohn des Paares war kräftig, gesund und hieß ebenfalls Haloa. Er gilt als Vorfahre aller Hawaiianer. Ihm wurde beigebracht, seines älteren Bruders, der dann Taro (Wurzel des Lebens) genannt wurde, in Liebe und Verehrung zu gedenken. Taro wiederum ernährte Haloa und alle seine Nachkommen. Die Taroknolle bietet bemerkenswerte gesundheitliche Vorteile, auch bei der Gewichtsabnahme, und hat eine glykämische Last von zwei. Als die Hawaiianer zu Taro und den anderen traditionellen Lebensmitteln zurückkehrten, konnten sie dreimal so viel essen und dabei enorm viel abnehmen, weil ihre Nahrung reichlich Nährstoffe anstelle von Kalorien enthielt.

Dass diese Diät wirklich funktionierte, zeigte sich schon bald: In einer CBS-Sendung stellte ich einen Mann vor, der von allen nur »Big Ed« genannt wurde. Er war wirklich »big«, brachte 193 Kilo auf die Waage. Sein Blutzuckerwert betrug 800, sein Cholesterinwert 285 und er brauchte am Tag 80 Einheiten Insulin. Dr. Shintani zeigte Big Ed Bilder seiner Vorfahren, großer, schlanker, muskulöser Menschen, die neben riesengroßen Surfbrettern standen. Anstatt Big Ed Vorträge über die Gefahren des Fastfoods zu halten, ermunterte Dr. Shintani ihn, zu den traditionellen hawaiianischen Werten zurückzukehren. Das tat Ed mit sehr viel Einsatz. Das Schöne dabei war, dass er nicht einmal hungern musste; er wurde angewiesen, so viel zu essen, wie er wollte. Da die traditionellen hawaiianischen Nahrungsmittel viele Ballaststoffe und wenige Kalorien und Kohlenhydrate enthalten, war er so satt, dass er nicht einmal aufessen konnte. Später zeigten wir diesen erstaunlichen Unterschied in der Nahrungsmenge in einer *NBC*-Sendung über Ernährung in Hawaii. Zu sehen waren zwei Teller, auf einem 800 Gramm Fastfood, auf dem anderen 1900 Gramm traditioneller hawaiianischer Speisen. Auf Letzterem war die Nahrungsmenge zwar groß, doch sie enthielt weit weniger Kalorien sowie Cholesterin, Fett und Zucker.

Als wir wieder nach Oahu kamen, hatte Big Ed 68 Kilo abgenommen, Blutzucker und Cholesterin waren im Normbereich, er brauchte kein Insulin mehr. Die Diät war so erfolgreich, dass der Gouverneur und sein Kabinett sich ebenfalls damit befassten – mit beachtlichem Erfolg. Besonders reizvoll an Shintanis Methode war der Kontrast zu den strengen und weitgehend unbeachteten offiziellen Gesundheitswarnungen. Die Hawaii-Diät wurde zum Renner, weil sie die Menschen beschwor, sich ihrer Kultur, ihrem Erbe und den zugehörigen spirituellen Werten zuzuwenden. Forscher auf der ganzen Welt kommen zu der Erkenntnis, dass traditionelle pflanzliche Lebensmittel indigener Kulturen uns allen guttun würden. Wenden Sie sich doch auch einmal Ihrem eigenen ethnischen Hintergrund zu und finden Sie heraus, welche Nahrungsmittel Ihre Vorfahren zu schlanken und gesunden Menschen machten. Oder probieren Sie es gleich mit den wirkungsvollsten von allen: den Nahrungsmitteln der Azteken.

Verzögerte Magenentleerung

Chia wird langsam verdaut und verzögert so auf natürliche Weise die Magenentleerung, sodass Sie wesentlich länger satt sind. Ich höre von vielen, dass sie mit Chia stundenlang überhaupt nicht ans Essen denken. Besonders hilfreich ist das am späten Vormittag, am Nachmittag und abends, denn dann ist die Verlockung, zu viel zu essen, am größten. Mit Chia verschwindet diese Verlockung. Neue mechanische Vorrichtungen sollen die Magenentleerung verzögern.[1] Sie können diese Verzögerung aber auch auf ganz natürliche Weise mit Chia erreichen.

Verzögerte Aufnahme

Chia wird langsamer aus dem Dünndarm ins Blut aufgenommen als die meisten typisch westlichen Nahrungsmittel, daher ist man um Stunden länger satt als nach einer üblichen Mahlzeit. Das bedeutet auch, dass der Zucker- und Fettspiegel im Blut gleichmäßiger und langsamer ansteigt. Da rapide abfallender Blutzucker Heißhunger erzeugt, beseitigen die Nahrungsmittel der Aztekendiät also den Heißhunger, den so viele von uns auf Zucker entwickelt haben. Selbst wenn Sie sich etwas Süßes genehmigen, verzögert die Aztekendiät die Aufnahme dieses Zuckers und mindert so seine Wirkung.

Und die Beweise?

Eine Studie von Dr. Vladimir Vuksan, publiziert im *European Journal of Clinical Nutrition*, zeigte, dass hohe Dosen von Chia (*Salvia hispanica L.*) den Appetit 60, 90 und 120 Minuten nach dem Essen verringerten.[2] Auch der Anstieg des Blutzuckers, der mit einer kohlenhydratreichen Mahlzeit verbunden ist, ging zurück. Dieser niedrigere Blutzucker nach einer Mahlzeit mit Chia erklärt vielleicht auch die Normalisierung des Blutdrucks sowie den Rückgang von Gerinnungen und Entzündungen. Chia bewirkt dies, indem es Ihnen hilft, die glykämische Last zu verringern, wie wir gleich sehen werden.[3]

Weg mit den Kohlenhydratbomben!

Wer satt ist, verzichtet viel eher auf übergroße Zuckermengen. Eine gewaltige Menge der von uns verzehrten Kohlenhydrate ist Zucker und schlichtweg überflüssig. Der Blutzuckerwert schnellt in Rekordhöhe, während unser Körper versucht, einen Notspeicherort für die gewaltigen Mengen Zucker zu finden, die wir in uns hineinschaufeln. Und wo landen sie? Erraten! Sie werden als Fett gespeichert. Der Durchschnittsbürger nimmt mehr Kohlenhydrate zu sich, als der Körper verarbeiten kann. Raffinierter Zucker und Weißmehl sind erst seit einem Jahrhundert in großen Mengen verfügbar – unser Körper konnte sich noch nicht mal annähernd an die übergroßen Mengen anpassen. Ständige Blutzuckerspitzen überfordern seine Fähigkeit, den Zucker zu verarbeiten. Die meisten Zellen verwenden Insulin, um aus dem Blut Glukose zur Energiegewinnung und Speicherung aufzunehmen. Die Bauchspeicheldrüse bemüht sich zwar, immer mehr Insulin zu produzieren, kapituliert aber letztlich. Diabetes entsteht. Ohne genügend Insulin werden wir rasch krank.

Was Sie aus diesem Buch unbedingt behalten sollten, ist, dass ein starker Anstieg und nachfolgender Abfall des Blutzuckers zu den Hauptverursachern von Hunger zählen. Wenn Sie Nahrungsmittel wählen, die keine Blutzuckerspitzen hervorrufen, vermeiden Sie eines der größten Probleme der westlichen Ernährungsweise. Die meisten Menschen wissen zwar, dass Süßigkeiten Blutzuckerspitzen (und Fettpolster!) hervorrufen, doch auch die meisten Getreideprodukte enthalten mehr Zucker, als der Körper auf einmal verarbeiten kann. Komplexe Kohlenhydrate mit hoher glykämischer Last sind die wahren Bösewichte in unserer Ernährung. Solche Nahrungsmittel sehen vollkommen harmlos aus, doch wenn sie im Magen landen, geben sie eine große Menge Zucker frei, die den Körper überfordert. Betrachten Sie scheinbar maßvolle Kohlenhydratlieferanten wie Brot, Reiswaffeln, fettfreien Fruchtjoghurt oder Kuchen als Kohlenhydratbomben. Essbare Granaten! Schon eine einzige richtet überall Schaden an. Das Übermaß an Zucker belastet alle Systeme des Körpers und schädigt Blutgefäße und innere Organe.

Ein mächtiger Strom

Stellen Sie sich einen mächtigen Strom vor, etwa den Missis-
sippi. So ein Fluss kann eine bestimmte Wassermenge bewältigen. Wird diese durch massive Regenfälle überschritten,
tritt der Fluss über seine Ufer und zerstört alles, was ihm
im Weg ist: Brücken, Schulen, Häuser, Autos, Dämme und
Felder. Die Übermenge an Wasser verbessert den Fluss des
Wassers stromabwärts oder die Funktion des Flusses in keiner Weise. Sie zerstört nur. Dasselbe gilt für ein Übermaß an
Zucker in unserem Blut. Der Zucker tritt über die Ufer wie
ein mächtiger Fluss und richtet Schaden im Körper an. Wir
fühlen uns vorübergehend gut, wenn der Blutzucker hoch
ist, und dann schrecklich, wenn er fällt. Dann gerät nämlich
das Gehirn in Panik. Zucker ist der wichtigste Treibstoff für
das Gehirn – wenn es einen Energieabfall wahrnimmt, bekommen wir großen Hunger und suchen schleunigst nach
der nächsten Tankstelle.

Konstanter Blutzuckerspiegel

Wie schnell erfolgt die Umstellung auf einen konstan-
ten Blutzuckerspiegel? Sie tritt buchstäblich während einer
einzigen Mahlzeit ein, was einen Durchbruch für unseren
Stoffwechsel bedeutet. Die fettarmen, nährstoffreichen Nah-
rungsmittel der Aztekendiät enthalten keinen überflüssigen
Zucker. Kohlenhydratbomben werden durch fantastisches
Getreide ersetzt, das Ihr Leben für immer verändern wird.
Ohne Kohlenhydratbomben kommt es nicht zu Blutzucker-
spitzen, Heißhungerattacken oder Gewichtszunahme. Der
Körper ist auf Gewichtsabnahme vorbereitet.

Glykämische Last (GL)

Diese Zahl ist der Schlüssel zu Ihren neuen Essgewohnheiten. Jeder Kohlenhydratlieferant lässt sich nach seiner Blutzucker steigernden Wirkung einordnen. Dazu dient eine einzelne Zahl, die wir als *glykämische Last* (oder als *Glukosebelastung*) bezeichnen. Niedrig ist eine GL von eins bis zehn, mäßig von zehn bis 20, über 20 wird als hoch angesehen. Ein Nahrungsmittel mit einem hohen Wert, etwa Weißbrot, lässt den Blutzucker rasch ansteigen und dann abstürzen.

Sie finden vielleicht Webseiten, auf denen der glykämische Index von Nahrungsmitteln angegeben wird; bitte beachten Sie, dass dieser nicht mit der glykämischen Last oder Glukosebelastung identisch ist, auch wenn die beiden zusammenhängen. Der glykämische Index gibt die Geschwindigkeit an, mit der ein Kohlenhydratlieferant Glukose in die Blutbahn gelangen lässt. Die glykämische Last bezieht sowohl die Geschwindigkeit als auch die im Nahrungsmittel enthaltene Kohlenhydratmenge mit ein und ist so umfassender. Für die Mathematiker unter Ihnen – die Formel sieht so aus:

$$GL = GI \times \text{Kohlenhydratmenge auf 100 Gramm}$$

Eine hohe glykämische Last führt bei Männern und Frauen zu einem erhöhten Risiko für Adipositas und Diabetes, wie Forschungen der Harvard School of Public Health im Verlauf der letzten 15 Jahre zeigten. (Ein weiterer wichtiger Risikofaktor, so die Forscher, ist eine geringe Ballaststoffaufnahme.) Der legendäre Harvardprofessor Walter Willett schloss daraus, dass sich Diabetes in der überwiegenden Mehrzahl der Fälle *vermeiden lässt*. Die Analyse der National Institutes of Health bestätigt diese Erkenntnis und postuliert, dass bis zu 80 Prozent der Fälle von Typ-II-Diabetes vermeidbar wären.

Achten Sie auf die gesamte glykämische Last, die Sie pro Mahlzeit und pro Tag zu sich nehmen. 350 ml Cola zu einem Salat aus schwarzen Bohnen führen zu einem mäßigen Blutzuckeranstieg, doch isst man zur Cola einen Teller Spaghetti und zwei Stück Gebäck, wird der Blutzuckerspiegel in die Höhe schnellen. Ein kleines Stück Schokolade lässt den Blutzucker nur wenig steigen, ein halber Laib Weißbrot dagegen gewaltig. Wenn Sie zum Frühstück Müsli, zwischendurch Knäckebrot, mittags ein Brötchen und abends Nudeln essen, wird die glykämische Last für diesen Tag in schwindelnden Höhen liegen. Die jeweiligen Werte in den untenstehenden Tabellen verraten, wie sich die verschiedenen Nahrungsmittel auf Ihren Blutzucker auswirken. Machen Sie sich mit diesen Zahlen vertraut; sie sind Ihre neuen besten Freunde!

Werfen wir einen Blick auf die Spanne der glykämischen Last: 0–10, 11–20 und 21+:

Gesunde glykämische Last	0–10
Weizenkeimbrot, 2 Scheiben	10
Honig, 1 EL	10
Weizenvollkornknäcke, 30 g	10
Mikrowellen-Popcorn, fettarm, 30 g	10
Studentenfutter, 45 g	10

Gesunde glykämische Last	0–10
Quinoa, 90 g, gegart	9
Roggenknäcke, 30 g	9
Fettarmer Naturjoghurt (1,5 – 1,8 %), 100 g	1,4
Weizenvollkornnudeln, 70 g, gegart	7,5
Ballaststoffreiche Cerealien, 30 g	9
gepuffter Weizen, 20 g	7
Bulgur, 90 g, gegart	6
Edamame-Bohnen, 155 g	6
Chia, 55 g	2
Weizenkleie, 30 g	2
Sellerie, 2 Stangen	2

Geringe glykämische Last	11–20
Müsliriegel, fettarm, 1 Stück	18
Reismilch, 250 ml	17
Fruchtleder (Dörrobst), 30 g	17
Pfannkuchen, 1 Stück, 15 cm	15
Süßkartoffel, 1 große, gebacken	15

33

Geringe glykämische Last	11–20
Gebackene Tortilla-Chips, 30 g	15
Haferflocken, fein, 235 g	14
Vollkornbrot, 100 g	18
getrocknete Aprikosen, 100 g	19,2
Kartoffelgratin, 100 g	10,3

Kohlenhydratbomben	21+
Müsli, 85 g	41
Croissant	31,5
Salzstangen, 10 Stück	32
Schokoladen-Milchshake, 300 ml	31
Sport-Protein-Riegel, 1 Stück	29
All Bran von Kellogg's	24,5
Weißer Reis, 195 g	24
Cornflakes, 100 g	72,3
Fettfreier Fruchtjoghurt, 245 g	24
Spaghetti, gegart, 140 g	23

Kohlenhydrate – das Übel der Jäger und Sammler
Die verheerenden Auswirkungen von kohlenhydratreicher Ernährung lassen sich am besten am Beispiel von Jäger- und Sammlerkulturen verdeutlichen, die plötzlich auf kohlenhydratreiche Ernährung umstiegen. In den 1960ern entwickelte der Genetiker James Neel die Theorie, dass eine genetische Anpassung es Jägern und Sammlern erlaubt habe, Fett und Kalorien effizient zu speichern, damit sie bei Hungersnot überleben konnten. Dieses »sparsame Gen« ermöglichte das Überleben der Azteken, der amerikanischen und hawaiianischen Ureinwohner, der Maoris Neuseelands, der arabischen Beduinen, der kanadischen Aborigines und zahlloser anderer, die nur sporadisch etwas zu essen hatten. Als diese Gruppen mit der modernen westlichen Lebensweise und Ernährung konfrontiert wurden, erlebten sie die größte Gewichtszunahme der Geschichte und eine schlimme Diabetes-Epidemie. Hunger war nun kein Problem mehr. Die Stämme mussten nicht erst warten, bis ihnen das Jagdglück hold war. Das sparsame Gen, das einst ihr Überleben gesichert hatte, entwickelte sich zum schrecklichen Nachteil, als die Jäger und Sammler mit typisch westlichen Nahrungsmitteln in Kontakt kamen, die weitaus mehr Zucker und Fett enthielten, als ihr Körper verarbeiten konnte. Beinahe alle diese traditionellen Völker leiden heute in schrecklichem Maße an Adipositas und Diabetes.
Die Geschichte der Pima-Indianer illustriert diese tragische Wendung und die verheerenden Auswirkungen einer hohen glykämischen Last am besten. Die Pima kamen

vor etwa 34 000 Jahren über die Landbrücke nach Nordamerika. Der ganze Kontinent stand ihnen offen, doch sie ließen sich in der großen Sonora-Wüste mit ihren glühenden Sommern nieder, weil sie instinktiv erfassten, dass dort wuchs, was ihnen guttat. Viele Pflanzen enthielten eine »klebrige Substanz«, lösliche Ballaststoffe, die sie satt machten und ihnen erlaubten, nur wenige Kalorien zu sich zu nehmen, aber dennoch äußerst aktiv zu bleiben.

Die Pima waren ein starkes Volk, bis englische Siedler kamen, ihnen ihr Land nahmen und den Gila River umleiteten, wodurch ein zweitausend Jahre altes System aus Bewässerung und Landwirtschaft zerstört wurde. Ab den 1850ern lebten die Pima zunehmend in Reservaten. Als man ihnen schließlich Rationen für Mehl und Schweinefett zuteilte, nahmen die Pima rapide zu. Ihre Ernährung hatte sich von ballaststoffreich und fettarm (15 Prozent) zu ballaststoffarm und fettreich (40 Prozent) gewandelt. Nun sind 95 Prozent der Pima ab 35 Jahren schwer übergewichtig, die Hälfte leidet an Typ-II-Diabetes. Amputationen sind so häufig, dass Kinder sie für eine Diabetes-Standard-Therapie halten. Adipositas und Diabetes ziehen weitere Leiden nach sich, wie Erblindung, Nierenversagen, Herzleiden, Bluthochdruck, Leberzirrhose und Zahnverfall.

Ich habe in der Sierra Madre in Mexiko eine andere Gruppe von Pima besucht. Sie waren gertenschlank und wahre Energiebündel. Ich lernte einen 106-Jährigen kennen, mit dem ich mich bis weit in die Nacht hinein unterhielt. Bei diesen Pima gibt es kaum Diabetes, ein Drittel weniger als in der amerikanischen Bevölkerung. Ihre Ernährung? Bohnen, Mais-Tortillas, Salate und Pfirsiche. Während dieses Besuches, solange ich mit ihnen aß, verspürte auch ich grenzenlose Energie. Halten Sie sich diese beiden Gruppen von Pima vor Augen, dann sehen Sie, was richtige – und falsche – Ernährung bewirken kann.

Das innere Feuer löschen

Sie können wetten, dass jeder Übergewichtige, den Sie sehen, innerlich durch lauter Entzündungen in Flammen steht. Forschungen an der Harvard School of Public Health zeigen, dass viele Nahrungsmittel, die uns dick machen, auch Entzündungen im Körper hervorrufen – immer wenn wir sie essen, Mahlzeit um Mahlzeit, Snack um Snack. Herz, Lunge, Gehirn und andere Organe werden zu einem gereizten, entzündeten Chaos. Ein Blick in das Innere entzündeter Herzkranzgefäße offenbart ein Bild wie bei schlimmer Akne: hellrote Arterienwände mit großen gelben Pusteln, zum Platzen gefüllt. Im Unterschied zu den meisten Diäten bewertet die Aztekendiät die Nahrungsmittel danach, ob sie Entzündungen im Körper hervorrufen, so können wir toxische Lebensmittel vermeiden.

Nahrungsmittel	Entzündungs-wert
Weißmehl, 125 g	-421
Salzstangen, 10 Stück	-229
Weizentortilla, 30 cm	-206
Weißer Reis, 195 g	-153
Spaghetti, gegart, 140 g	-122
Cornflakes, 30 g	-100
Pfannkuchen, 1 Stück, 15 cm	-106
Weißbrot, 1 Scheibe	-53
Gesamt	-1390

Ich bezeichne die Nahrungsmittel mit den niedrigsten Werten, also diejenigen, die am meisten Entzündungen hervorrufen, gerne als *Flammenwerfer*. Im Gegensatz dazu können Nahrungsmittel der Aztekendiät Entzündungen mildern, weil sie viele hochwirksame Antioxidantien besitzen. Schon in der allerersten Stunde Ihrer neuen Diät beginnen Sie damit, die Entzündungen in Ihrem Körper zu lindern. Wenn Sie Ihre Nahrungsmittel für den Tag auflisten, sollte der antioxidative Wert mindestens 50 betragen. Eine entzündungsfördernde Ernährung hat Werte von minus 1300 oder mehr. Für sich genommen sind die obigen Beispiele gar nicht mal so schlimm, doch die Gesamtwirkung des Tages ist verheerend. Hüten Sie sich also vor diesen Flammenwerfern!

Hier sind Beispiele für entzündungshemmende Nahrungsmittel mit *positiven* Werten. Je höher die Zahl, desto besser.

Nahrungsmittel	EW
Pazifischer Wildlachs, 85 g	582
Atlantik-Makrele, 85 g	510
Spinat, 180 g, gegart	466
Eingelegte Sardellen, 1 Dose	461
Grünkohl, 130 g, gegart	439
Blattkohl, 190 g, gegart	379
Paranüsse, 30 g	175
Leinöl, 1 EL	142
Macadamianüsse, 30 g	133
Guave, 165 g	131
Cantaloupe-Melone, 160 g	76
Ananas, 165 g	65
Erdbeeren, ganze, 150 g	28

Mit Supernährstoffen auftanken

Cremetörtchen, Schokobananen, Pommes frites... jahrelang warf ich zwischendurch solches Zeug ein und weiß, wie
schnell das verpufft. Man stoppt bei McDonald's und Co. und
kauft Cheeseburger und Pommes, und nach 80 Kilometern
Autobahn hat man schon wieder Appetit! Fragen Sie sich je,
warum Sie Verlangen nach Essen haben, wenn Sie eigent-
lich satt sind? Das liegt daran, dass Sie nicht all die Nährstoffe erhalten haben, die Sie brauchen. Ihnen fehlen die
sogenannten *Mikronährstoffe* – Mineralstoffe, Vitamine und
Antioxidantien. Ihr Körper ist auf der Jagd nach diesen spe-
zifischen Nährstoffen, Sie werden hungrig bleiben, bis Ihr
Appetit auf sie befriedigt ist. Millionen Zeitgenossen essen
wesentlich mehr Fett und Kohlenhydrate, als sie brauchen,
weil ihnen die benötigten Mikronährstoffe fehlen.

Während einer zweijährigen Studie an der Pennsylvania
State University erhielten 7500 Personen Nahrung, die
reich an Mikronährstoffen (Vitamin A, B6, C, Folsäure,
Eisen, Kalzium und Kalium), aber arm an Kalorien war.
Die Forscher stellten fest, dass die Testpersonen weni-
ger kalorien- und kohlensäurehaltige Getränke, weniger
Fett und allgemein weniger Kalorien zu sich nahmen. Ihre
Erkenntnis daraus:
»Eine Ernährung mit einer hohen Dichte an Mikronähr-
stoffen mildert die unangenehmen Aspekte des Hungers,
obwohl sie weniger Kalorien enthält. Hunger ist eines

der Haupthindernisse für eine erfolgreiche Gewichtsabnahme. Unsere Erkenntnisse deuten darauf hin, dass
es nicht bloß um den Kaloriengehalt geht, sondern dass
viel mehr die Dichte an Mikronährstoffen in der Nahrung den Hunger beeinflusst.« Die Forscher kommen zu
dem Schluss, dass eine nährstoffreiche Ernährung zu Gewichtsabnahme und besserer Gesundheit führen kann.

Die Aztekendiät ist randvoll mit Nährstoffen, nicht mit Kalorien. Die Befriedigung dieses Hungers nach Mikronährstoffen schafft die Voraussetzungen für eine wirklich dauerhafte
Gewichtsabnahme und kann gegen Krankheiten helfen.
Eine Studie über Flavonoide aus dem Jahr 2010 zeigte beispielsweise, dass eine hohe Aufnahme von Anthocyanen
den »guten« Cholesterinspiegel erhöht[4]. Die Teilnehmer, die
die meisten Anthocyane zu sich nahmen (vorwiegend aus
Blaubeeren und Erdbeeren) hatten ein um acht Prozent re-
duziertes Risiko für Bluthochdruck[5]. Blaubeeren sind hochwirksame »Superfrüchte«, sie gehören zu den Top Ten der
Früchte in der Aztekendiät.

Als Beweis, dass Aztekennahrung Nährstoffe in erstaunlichen Mengen erhält, dient eine einzelne Zahl. Der Gesamt-
nährstoffdichte-Index ANDI (»Aggregate Nutrient Density
Index«), konzipiert von Whole Foods Market, dem weltweit größtem Biosupermarktbetreiber, bewertet Nahrungsmittel aufgrund ihres Nährstoffgehalts, um eine gesunde
Auswahl zu ermöglichen (siehe dazu Kapitel »Nahrungsmittelbewertung«). Addiert man die ANDI-Werte für einen
Chia-Smoothie, kommt man auf mehr als 3000. Der ANDI-

Wert für einen Hamburger, Pommes und einen Milchshake? Nicht mehr als 70! Wir werden ANDI im gesamten Buch zum Vergleich von Nahrungsmitteln einsetzen.

Sie wissen bereits, dass Sie schlechte Lebensmittel weglassen sollten, doch die Aztekendiät hilft Ihnen, gute einzubauen. Nährstoffe lassen die Stimmung steigen und die Taille schrumpfen. Sie werden sich großartig fühlen und Ihre Blutwerte werden das bei der nächsten Untersuchung bestätigen. Fast alle, die die Aztekendiät mit uns machten, verzeichneten eine Senkung des Cholesterin- und Blutzuckerspiegels sowie einen Rückgang von Entzündungen.

Mehr Energie fürs Gehirn

Im menschlichen Gehirn arbeitet ein System aus mehr als einer Billion Neuronen, welche Signale von einem Teil des Gehirns in einen anderen übertragen. Denken Sie sich diese Neuronen als Drähte. Sind die Drähte alt und abgenutzt und die Hülle beschädigt, leiten sie den Strom schlecht und nur langsam. Die neuesten Bemühungen der Neurowissenschaft zielen darauf ab, die Qualität der Neuronen zu verbessern, von denen jedes einzelne 10000 Verbindungen haben kann! Aztekennahrung mit reichlich Omega-3-Fettsäuren und ein von mir empfohlenes Ergänzungspräparat, SAM, verbessern die Qualität der Neuronen erheblich, sie werden deutlich anpassungsfähiger, die Übertragung verbessert sich. (Für mehr Informationen zu SAM siehe Abschnitt »Ergänzungspräparate« im Anhang.) Solche Nahrungsmittel können auch eine erhöhte Produktion von Neurotransmittern ermöglichen, sodass die Neuronen einander leichter aktivieren können. Ich beschreibe die Wirkung einfach so: Man wird geistig wendiger. Komplizierte Aufgaben erscheinen plötzlich einfacher. Die Aztekendiät wird gewaltige geistige Energien freisetzen, mehr als Sie in sich vermutet hätten! Sie werden sich selbst und Ihren Chef beeindrucken, denn Sie werden länger und besser arbeiten als je zuvor. Beim Aufwachen könnte ich schwören, dass ich so klar denke, so schlau bin und so hart arbeite, wie nie zuvor in meinem Leben. Die Arbeit macht mir große Freude, schwierige Aufgaben fallen mir leicht.

Überblick

Im Grunde ist es ganz einfach: Achten Sie auf eine geringe glykämische und entzündliche Belastung. Die Aztekendiät mit ihren sorgfältig zusammengestellten köstlichen und sättigenden Mahlzeiten ist ideal dafür. Ihr Stoffwechsel wird sich ab der allerersten Mahlzeit mit niedriger glykämischer Last verändern. Der Blutzucker wird sich einpendeln. Die Belastung des Körpers verringert sich, weil er nicht mehr so viel Insulin produzieren muss. Sie werden sich ruhiger und leistungsfähiger fühlen. Ich kenne das aus eigener Erfahrung. Ich komme von einer Geschäftsreise mit Flugzeugfraß, Fastfood und anderen schrecklichen Gerichten zurück und fühle mich alt und ausgelaugt. Nach dem ersten Chia-Smoothie am nächsten Morgen macht sich absolute Ruhe in mir breit, ich stecke voller geistiger Energie.

Zusammenfassend würde ich sagen, denken Sie an die fünf entscheidenden Dinge: mehr Sattmacher und keine Kohlenhydratbomben mehr essen, das innere Feuer im Körper löschen, Supernährstoffe auftanken und ein allgemeines Wohlbefinden fürs Gehirn. Dann werden die Kilos purzeln. Meine Freunde und Patienten sprechen von der einfachsten

Gewichtsabnahme, die sie je erlebt haben. Und sie ist von Dauer!

Nahrungsmittelbewertung

Erst durch die Bewertung von Nahrungsmitteln habe ich entdeckt, dass jene der Azteken das beste Nährwertprofil im gesamten Sammelsurium der heute verfügbaren Lebensmittel aufweisen, und das 500 Jahre nach Ende des Aztekenreiches.

Solche Bewertungssysteme werden immer beliebter, vielleicht sind Sie im Supermarkt schon darauf gestoßen.

Ich und mein Team haben uns durch alle wichtigen wissenschaftlichen Datenbanken gekämpft, um gesunde Nahrungsmittel für Sie ausfindig zu machen. Sie werden in diesem Buch überall Tabellen mit unterschiedlichen Kriterien zur Nahrungsmittelbewertung finden. Die Daten in diesen Tabellen stammen zum Beispiel von der »National Nutrient Database for Standard Reference« des US-Landwirtschaftsministeriums, der umfassendsten Quelle für Ernährungsdaten.

Bewertungskategorien

ANDI (»Aggregate Nutrient Density Index« oder Gesamtnährstoffdichte-Index):

Dieses von der weltweit größten Bio-Supermarktkette Whole Foods Market verwendete Bewertungssystem zieht alle Arten von Nährstoffen in Betracht und gibt einen Wert zwischen eins und 1000 an. Je höher der Wert, desto nährstoffreicher das Nahrungsmittel. Das System stellt die entscheidenden Mikronährstoffe in Früchten, Gemüse, Bohnen und Getreide in den Vordergrund.

GL:

Die Angabe der glykämischen Last, besonders sinnvoll bei Getreide, hilft, Kohlenhydratbomben zu vermeiden. Die GL misst den von einem Nahrungsmittel hervorgerufenen Blutzuckeranstieg auf der Grundlage der darin enthaltenen Kohlenhydratmenge.

- Die allerbesten Nahrungsmittel weisen eine GL im einstelligen Bereich auf.
- Nahrungsmittel mit einer GL zwischen 10 und 20 werden als mäßig gut angesehen.
- Hüten Sie sich vor Kohlenhydratbomben mit einer GL von 20 oder mehr.
- Die GL von Chia beträgt 1.

Wenn Sie schnell abnehmen oder Ihren Blutzucker fest in den Griff bekommen möchten, sollten Sie eine Gesamt-GL von 50 pro Tag anstreben. Als gesund angesehen wird eine GL von nicht mehr als 100.

Sättigung:

Nahrungsmittel mit hohen Werten in dieser Kategorie machen Sie satt; solche mit niedrigen Werten vermitteln Ihnen das Gefühl, weiteressen zu wollen. Würstchen weisen beispielsweise sehr geringe Sättigungswerte auf, was vermutlich der Grund dafür ist, dass man sich bei Grillfesten ein- oder zweimal nachholt.

Entzündungswert:

Hohe positive Zahlen in diesem Bewertungssystem besagen, dass ein Nahrungsmittel antioxidativ wirkt, also entzündungshemmend. Negative Zahlen zeigen an, dass das Lebensmittel Entzündungsprozesse im Körper hervorrufen kann. Streben Sie einen täglichen Wert von mindestens 50 an. Jedes Nahrungsmittel mit einem Wert unter –200 gilt als Flammenwerfer. Finger weg! Den negativsten Wert rufen ausgemahlene Getreide, den positivsten Gemüse hervor.

Fettgehalt:

Im Abschnitt Fleisch wird der prozentuale Anteil der Kalorien, der auf Fett zurückzuführen ist, für jede Fleischsorte angeführt. An dieser Zahl kann man rasch die besten Proteinlieferanten erkennen, die gleichzeitig sättigen und wenig Fett enthalten. Ein kurzer Blick auf die Tabelle zeigt, dass Pute und Hähnchen sehr wertvoll sind, Würstchen dagegen nicht. Auch beim Rindfleisch gibt es einige magere Stücke.

Omega 6 und Omega 3:

Hier handelt es sich um Mengenangaben, nicht um eine Bewertung. Wählen Sie Nahrungsmittel mit großen Mengen Omega-3-Fettsäuren, meiden Sie solche mit viel Omega 6. Für manche Lebensmittel wird das Verhältnis Omega 6 zu Omega 3 angegeben. Die meisten Omega-3-Fettsäuren sind in Fisch und Chia enthalten. Die meisten Omega-6-Fettsäuren stecken in Pflanzenölen und bestimmten Nüssen.

AAS (Amino Acid Score, Aminosäurewert):

Es gibt neun essentielle Aminosäuren, aus denen Muskeln und andere Gewebe aufgebaut werden. AAS ist ein Wert für die Zahl und Art der Aminosäuren in einem Nahrungsmittel. Je höher der Wert, desto hochwertiger ist das Eiweiß. Ein Wert von 100 oder mehr bedeutet ein vollständiges Eiweiß, das Nahrungsmittel enthält also eine angemessene Menge aller neun essentiellen Aminosäuren. Vielleicht überrascht es Sie, dass Chia, Quinoa und schwarze Bohnen hier höhere Werte aufweisen als die meisten Fleischsorten.

Andere Nährstoffe:
Hier wird die Menge wichtiger Nährstoffe angegeben, damit Sie Dinge auswählen können, die wenig Kalorien und viel Eiweiß und Ballaststoffe enthalten. So zeigt eine Tabelle beispielsweise den Kalziumgehalt von Milch- und Milchersatzprodukten, damit Sie auch genug davon erhalten.

Phase I

Die Chia-Herausforderung

Das Programm

Phase I der Aztekendiät besteht aus einem offensiven Programm, das Ihre Gewichtsabnahme viel rascher in Schwung bringen wird als alles, was Sie bisher versucht haben. Wie eine Entschlackungskur sorgt sie für eine Pause von allem, was ungesund ist. Im Gegensatz zu einer Entschlackung versorgt sie uns jedoch mit allen Nährstoffen, die wir brauchen, um satt und energiegeladen zu bleiben, während wir mit unglaublicher Geschwindigkeit Gewicht verlieren.

Chia steht im Zentrum von Phase I und man nimmt es am besten in Form von Smoothies in den Speiseplan mit auf. Für Phase I könnte dieser gar nicht einfacher sein. Sie werden drei sämige Smoothies zu sich nehmen, bestehend aus der Smoothie-Basis (Joghurt, Mandelmilch o. Ä.), den Fruchtsäften, Früchten oder Gemüse und natürlich Chia, und zwar in kleinen Schlucken über mehrere Stunden verteilt. Nachmittags und abends sind kleine Zwischenmahlzeiten erlaubt, eine Liste mit Empfehlungen finden Sie am Ende dieses Kapitels.

Bei gewöhnlichen Diäten lässt das Abnehmen meist lange auf sich warten, weil die meisten Programme die Ernährung nur geringfügig umstellen. Weil es so lange dauert, bis Ergebnisse sichtbar werden, sind viele schnell entmutigt, geben frühzeitig auf oder fangen gar nicht erst an. Im Gegensatz dazu treten die Veränderungen in Phase I der Aztekendiät so rasch und wirkungsvoll ein, dass sie wahrhaft einen Durchbruch auf Stoffwechselebene darstellen.

Ob Sie deutlich übergewichtig sind oder einfach nur ein größeres Wohlbefinden anstreben – bleiben Sie zwei Wochen lang bei Phase I. Das wird Ihren Stoffwechsel erheblich verbessern. Wenn Sie zehn oder mehr Kilo abnehmen müssen und alles gut läuft, können Sie auch länger dabei bleiben. Die Teilnehmer an unserem Phase-I-Testlauf nahmen pro Tag 230 bis 450 g ab, einige blieben über 30 Tage lang dabei und verloren 15 Kilo und mehr.

Sehr viele Menschen fühlen sich durch die verwirrenden, widersprüchlichen Informationen zum Thema Ernährung wie gelähmt. Das Schöne am Chia-Smoothie ist daher, dass es sich um *einen machbaren Schritt* handelt, der Ihre Ernährung und Ihre Gesundheit wesentlich verbessert. Wichtig ist, dass Sie Ihre normale Kost durch Chia-Smoothies *ersetzen*, nicht bloß ergänzen. Weil der Smoothie die glykämische und entzündliche Last größtenteils eliminiert, werden Sie sich wesentlich besser fühlen. So weit, so gut, doch eine Smoothie-Diät eignet sich nicht für jeden. Ich empfehle dringend, es einen ganzen Tag zu versuchen, um herauszufinden, wie gut Sie sich dabei fühlen. Wenn es nicht funktioniert, nicht zu alten Essgewohnheiten zurückkehren!

Die Chia-Herausforderung:
2 Minuten, 2 Tage, 2 Wochen, 2 Monate

• Sie können in *zwei* Minuten die nahrhafteste aller Mahlzeiten zaubern.

- Sie können in *zwei* Tagen Insulin- und Blutzuckerspiegel ins Gleichgewicht bringen, ein wenig Gewicht verlieren und einen Abwärtstrend bei Cholesterin-, Blutdruck- und Entzündungswerten in Gang setzen.
- Sie können Ihren Stoffwechsel in *zwei* Wochen komplett neu einstellen. LDL (schlechtes Cholesterin), Triglyzeride und Nüchternblutzucker sowie Gewicht werden deutlich zurückgehen, wenn es auch nur annähernd so gut klappt wie bei unseren Testteilnehmern. Sie werden fit sein, um Sport zu treiben; Sie werden sich leistungsfähiger fühlen und besser schlafen.
- Sie können nach *zwei* Monaten, wenn Phase I und Phase II abgeschlossen sind, als körperlich, seelisch und geistig neuer Mensch in die Erhaltungsphase der Aztekendiät gehen. Gertenschlank, gesund und glücklich!

Phase I – zwei Wochen
Frühstück: Smoothie mit 2–4 Esslöffeln Chia
Mittagessen: Smoothie mit 2 Esslöffeln Chia
Zwischenmahlzeit: Höchstens 200 Kalorien
Abendessen: Smoothie mit 2 Esslöffeln Chia

Bevor Sie beginnen

Es gibt nicht viel, was Sie von der Aztekendiät abhalten könnte. Wenn Sie dies heute lesen, könnten Sie einfach einkaufen gehen und morgen damit beginnen. Ich würde jedoch einige hilfreiche einleitende Schritte vorschlagen. Sie

Vorsicht! (Diese Warnung werden Sie in anderen Diätbüchern nicht finden!) Die Aztekendiät ist so wirkungsvoll, dass ich überhaupt keinen Hunger mehr hatte. Ich hätte ganz leicht auf 800 Kalorien pro Tag reduzieren können, aber das wäre zu wenig gewesen. Bemühen Sie sich, die offiziellen Empfehlungen für eine Gewichtsabnahme von einem halben bis einem Kilo pro Woche einzuhalten. Wir wollen zu verantwortungsvoller Gewichtsabnahme motivieren. Wenn Sie das Gefühl haben, es ginge zu schnell, fahren Sie mit Phase II fort, in der der Speiseplan um ein Mittagessen ergänzt wird. Wenn Ihr Gewicht regelrecht abstürzt, fragen Sie bitte Ihren Arzt.

sind nicht Voraussetzung, stärken aber die Willenskraft in schwachen Momenten und dienen als Beweis für eigene Fortschritte. Wenn Sie nicht mehr als zwei bis fünf Kilo abnehmen möchten, müssen Sie sich gar nicht darum kümmern. Legen Sie einfach los!

Wir raten allen Diätwilligen, vor Beginn eines neuen Programmes mit ihrem Arzt zu sprechen.

Perfekt im Bild

Lassen Sie sich vor dem Beginn der Diät von einem Freund fotografieren. Sie werden diese Fotos später gerne ansehen, denn Sie werden sich bald verändern! Am besten eignet sich eine Aufnahme im Hochformat vom ganzen Körper. Die Entfernung zur Kamera sollte etwa zweieinhalb Meter betragen. Die linke Schulter sollte zur Kamera weisen, Sie sehen den Fotografen über diese Schulter hinweg an. Nicht den Bauch einziehen! Stehen Sie einfach natürlich. Über und unter Ihnen sollte nur wenig Platz bleiben, Sie sollten gewissermaßen formatfüllend sein. Machen Sie in zwei Monaten mit derselben Kamera, demselben Objektiv und Zoom ein neues Foto zum Vergleich.

Der Fragebogen

Jeder ist verblüfft, wie viel besser er sich nach einer Gewichtsabnahme mit der Aztekendiät fühlt, und das hat viele solide medizinische Gründe. Um Verbesserungen in Gemütsverfassung, Schlaf und anderen Bereichen zu dokumentieren, füllt man am besten vor Beginn der Phase I den Fragebogen im Anhang aus. Machen Sie das alle zwei Wochen, um zu sehen, was sich ändert. Sie werden verblüfft und sehr zufrieden sein.

Auf die Waage

Gut, hier bin ich anderer Meinung als die meisten Diätfachleute. Ich bin ein überzeugter Anhänger des täglichen Wiegens. Sie werden sich über jedes abgenommene Kilo freuen. Noch wichtiger ist, dass Sie dabei sehen, wie rasch man nach Diätsünden wieder auf Kurs kommen kann!

Anleitung

Steigen Sie gleich nach dem Aufstehen, nach dem WC-Besuch und bevor Sie etwas essen oder trinken, auf die Waage. Sie sollten splitternackt sein. Wiegen Sie sich jeden Morgen zur selben Zeit. Ich ziehe die Präzision von Digitalwaagen vor. Eine Waage guter Qualität lohnt sich. Es gibt nichts Frustrierenderes als Gewichtsveränderungen, die auf Wiegefehler zurückzuführen sind!

Eine Studie an Erwachsenen zeigte, dass jene, die häufiger auf die Waage stiegen, über einen Zeitraum von zwei Jahren mehr Gewicht ab- und weniger zunahmen als jene, die sich seltener wogen.

In den ersten Tagen und Wochen werden Sie beobachten, wie die Zahl auf der Waage stetig kleiner wird. Später gibt es natürliche Stillstände, und das ist in Ordnung. Betrachten Sie diese als Konsolidierungsphasen. Auch wenn sich auf der Waage nichts tut, wird Ihr Körper vermutlich weiterhin Fett abbauen, aber vielleicht an Muskelmasse zulegen, wenn Sie mehr Sport treiben. (Es gibt auch Waagen, die den Körperfettanteil ermitteln.) Mit dem Eiweißanteil in der Nahrung wird Muskelmasse erhalten und sogar aufgebaut. Es sollten also keine Hautfalten entstehen!

Kleidergröße

Notieren Sie Ihre Kleidergröße. Zu den schönen Aspekten der Diät gehört, dass Sie Kleider tragen werden, in die Sie jahrelang nicht hineingepasst haben – oder neue anschaffen, die Ihrer Figur schmeicheln!

Blutdruck

Messen Sie Ihren Blutdruck. Für alle, die gerne selbst messen möchten, gibt es in Elektronik- und Drogeriemärkten kostengünstige Messgeräte. Sprechen Sie mit Ihrem Arzt, wenn Sie sich Gedanken über Ihren Blutdruck machen. Alle Nahrungsmittel der Aztekendiät sind gesund für das Herz. Das gilt besonders für Chia: Studien zeigen einen Blutdruckabfall von 6,3 mmHg bei Patienten, die ihre Ernährung um Chia ergänzten. In unserer Testgruppe sank der Blutdruck praktisch bei allen. Da der Blutdruck mit dem Alter steigt, sollten die meisten von dieser senkenden Wirkung profitieren. Auch wenn Sie von vornherein niedrigen Blutdruck hatten, kann er absinken, wenngleich das in unserem Test bei niemandem Beschwerden hervorrief. Ich empfehle eine wöchentliche Messung.

Bauchumfang

Bestimmen Sie mit einem Maßband Ihren Taillenumfang. Das ist eine wichtige Messgröße für die Diagnose eines metabolischen Syndroms, einer lebensgefährlichen Erkrankung. Wir wollen sehen, wie das Bauchfett verschwindet!

Anleitung

Machen Sie den Bauch frei und legen Sie das Maßband auf Höhe der Hüftknochen um Ihre Mitte. Mogeln Sie nicht, indem Sie den Atem anhalten oder den Bauch einziehen!

Gefährlich wird es für Frauen ab einem Umfang von 89 cm, für Männer ab 101.

Bei solchen Werten ist nicht bloß Bauchfett vorhanden, sondern eine richtige Stoffwechselfabrik, die giftige Substanzen über Körper und Herzkranzgefäße verteilt. Hier heißt es handeln!

Blutwerte

Bitten Sie Ihren Arzt, einige Routineuntersuchungen durchzuführen, damit Sie die Stoffwechselumstellung dokumentieren können. Im Anhang finden Sie eine Tabelle mit Normwerten zum Vergleich. Ich empfehle Ihnen die folgenden Tests:

57

- Cholesterin: Vollständig mit HDL, LDL und Triglyzeriden. Diese Werte sollten als Reaktion auf Phase I der Aztekendiät zu sinken beginnen, und zwar innerhalb von nur fünf Tagen. Große Veränderungen zeigen sich nach sechs Wochen.
- Nüchternblutzucker: Dieser Test zeigt am besten, ob Sie Prädiabetes haben. Ist der Wert hoch, ist eine rasche Senkung wahrscheinlich. Meiner betrug zu Beginn 99, nun liegt er bei 83.
- Entzündungen sind verantwortlich für die Hälfte aller Herzerkrankungen und viele andere Krankheiten. Menschen mit einem hohen Maß an Entzündungen fühlen sich schrecklich. Lassen Sie das C-reaktive Protein (CRP), einen Indikator für Entzündungsprozesse, bestimmen. Dessen Senkung dauert etwas länger, etwa zwei Monate.
- HbA: Dieser langfristige Kontrollwert für den Blutzucker ist nicht unbedingt erforderlich, wenn Sie keinen Diabetes haben.

BMI

Der BMI ist weltweit das Standardmaß für Adipositas und zeigt an, wie übergewichtig man ist. Sie können dazu einen BMI-Rechner[1] verwenden. Dazu müssen Sie nur Gewicht und Körpergröße kennen.

Ernährungstagebuch

Ein Vorteil der Aztekendiät besteht darin, dass kein Ernährungstagebuch geführt werden muss. Wenn Sie an einem toten Punkt angelangt sind, werfen Sie einen Blick auf Ihre glykämische Last für den Tag. Manche neigen etwa während Phase I dazu, zu viel Obst in ihre Smoothies zu geben. Sobald das Problem beseitigt ist, fällt auch das Gewicht weiter.

Klar Schiff machen

Zeit, den Müll über Bord zu werfen! Sie dürfen mir glauben – ich suchte regelmäßig um neun Uhr abends in der Küche nach irgendetwas Essbarem. Sorgen Sie dafür, dass Sie dabei nichts anderes finden als die besonders wertvollen Nahrungsmittel aus diesem Buch.

Verstärkung

Eine Diät kann eine einsame Angelegenheit sein, mangelnde Unterstützung ist der Hauptgrund für eine frühzeitige Aufgabe. Suchen Sie sich Verbündete in Familie, Freundeskreis, am Arbeitsplatz – wo immer möglich.

Wegweiser – Beispieltage

Es folgen einige Beispieltage zur Illustration, wie Phase I aussehen sollte. Wenn Sie ein Gewohnheitsmensch sind, ist für Sie ein und derselbe Smoothie Tag für Tag vielleicht völlig in Ordnung. Wenn Sie mehr Abwechslung brauchen und tagsüber zuhause sind, können Sie auch für jede Mahlzeit einen anderen Smoothie zubereiten, denn das erfordert nur wenige Minuten.

Die Rezepte ergeben jeweils zwischen 240 und 480 Milliliter und gelten als eine Mahlzeit. Die Smoothies enthalten unterschiedlich viele Kalorien, was zusammen mit der glykämischen Last in den Rezepten angegeben ist. Frauen sollten einschließlich Zwischenmahlzeiten etwa 1200 Kalorien pro Tag anstreben, Männer etwa 1600 Kalorien.

Tag 1

Frühstück: Bobs Grünkohl-Blaubeer-Smoothie
Mittagessen: Gazpacho-Smoothie
Zwischenmahlzeit: 90 g Quinoa oder 1 Scheibe fettarmer Käse
Abendessen: Grünkohl-Apfel-Karotten-Smoothie

Tag 2

Frühstück: Erdbeer-Molke-Smoothie
Mittagessen: Ananas-Macadamia-Smoothie
Zwischenmahlzeit: 1 Apfel
Abendessen: Avocado-Mango-Smoothie

Mehr Chia

Geben Sie an den ersten drei Tagen 2 Esslöffel Chia in jeden der drei Smoothies. Für den Rest der ersten Woche geben Sie 3 Esslöffel Chia in den Frühstücks-Smoothie. Bei Mittag- und Abendessen bleibt es bei zwei Esslöffeln. In der zweiten Woche erhöhen Sie auf vier Esslöffel Chia morgens. Vier Esslöffel ergeben einen sehr sämigen Smoothie; wenn Sie das nicht so sehr mögen, können Sie auch den Frühstücks-Smoothie mit zwei Esslöffeln zubereiten und zwei weitere in ein Glas Wasser oder in ein anderes kalorienarmes Getränk geben, das Sie am Vormittag langsam trinken. In der gesamten Phase I bleibt es für das Mittag- und Abendessen bei zwei Esslöffeln. Das sieht so aus:

Chia-Schema

	Tag 1–3	Tag 4–7	Woche 2
Frühstücks-Smoothie:	2 EL	3 EL	4 EL (oder 2 EL in Smoothie, 2 EL in Wasser)
Mittags-Smoothie:	2 EL	2 EL	2 EL
Abend-Smoothie:	2 EL	2 EL	2 EL

Vorsicht! Wenn die zusätzlichen Ballaststoffe und das größere Volumen durch Chia Blähungen oder Sodbrennen hervorrufen, reduzieren Sie um jeweils einen halben Esslöffel, bis Sie die am besten verträgliche Menge gefunden haben. Verwenden Sie diese Menge drei Tage lang, erhöhen Sie dann wieder langsam, wenn sich Ihr Magen daran gewöhnt hat. Diese Symptome sind nämlich ein *gutes* Zeichen, denn sie bedeuten, dass Chia tatsächlich den Magen füllt. Wenn Sie zusätzlich zu den Chia-Smoothies normale Nahrung zu sich nehmen, werden Sie Ihren Magen wahrscheinlich überfordern und Sodbrennen bekommen. Bei Personen mit Zwerchfellbruch oder Reflux-Syndrom kann es sein, dass sie die Chia-Menge nicht erhöhen können. Lassen Sie sich nicht entmutigen; reduzieren Sie einfach die Chia-Menge.

Smoothie-Rezepte

Es gibt viele verschiedene Möglichkeiten, die Chia-Smoothies für Frühstück, Mittag- und Abendessen in Phase I zuzubereiten. Es folgt nun eine Auswahl an Rezepten und eine genaue Anleitung, wie man eigene Mischungen kreieren kann. Das allererste Rezept ist mein Liebling, der Grünkohl-Blaubeer-Smoothie – er macht satt und ist randvoll mit Nährstoffen. Die anderen Rezepte stammen vom kulinarischen Duo Mary Corpening Barber und Sara Corpening Whiteford, eineiigen Zwillingen, die in Kalifornien leben und die die Kunst kultivieren,»Supernahrungsmittel« in köstliche Gourmetmahlzeiten einzubauen.

Die Smoothies gelingen am besten in einem Hochgeschwindigkeitsmixer. Der besonders leistungsstarke Motor verarbeitet alle Früchte und Gemüse zu einem glatten, homogenen Getränk, das besser schmeckt als Smoothies aus einem herkömmlichen Mixer, die noch ganze Stücke enthalten (siehe auch FAQs zum Thema Hochgeschwindigkeitsmixer im Kapitel »Häufige Fragen«). Die Smoothies verändern sich, wenn sie zu lange stehen – sie sollten zwar langsam getrunken, aber am besten sofort serviert werden. Wenn Sie dennoch einen Smoothie im Vorhinein zubereiten müssen, vergessen Sie nicht, ihn vor dem Trinken zu schütteln oder umzurühren. Chia-Samen sind leichter verdaulich, wenn man sie zunächst in 60 Milliliter Wasser einweicht und dann zum Smoothie gibt.

Frühstück

BOBS GRÜNKOHL-BLAUBEER-SMOOTHIE

Kalorien: 342
Glykämische Last: 14,8

240 ml gefiltertes Wasser
4 EL Chia
130 g fettarmer Naturjoghurt
75 g Blaubeeren
400 g Grünkohlblätter, ohne Stiele und gehackt
1 TL Honig

Wasser, Chia, Joghurt, Blaubeeren, Grünkohl und Honig in den Mixer geben. Zu glatter Konsistenz verarbeiten.

MELONEN-MOJO

Kalorien: 330
Glykämische Last: 15

340 g Honigmelone, geschält, würfelig geschnitten, gekühlt
90 g Weintrauben
65 g Gurke, entkernt und gehackt, gewachste und bittere geschält
60 ml gefiltertes Wasser
2 EL Chia
1 TL frischer Limonensaft, mehr nach Bedarf
12 mittelgroße frische Minzblätter
eine Prise Meersalz

Alle Zutaten in den Mixer geben. Zu glatter Konsistenz verarbeiten. Nach Bedarf noch Limonensaft zugeben.

ERDBEER-MOLKE-SMOOTHIE

Kalorien: 310
Glykämische Last: 13

240 ml Mandelmilch (siehe Rezept »Hausgemachte Mandel-
milch«)
300 g Erdbeeren, frisch oder tiefgekühlt
2 EL Molkenproteinpulver
2 EL Chia
2 TL Honig

Alle Zutaten in den Mixer geben. Zu glatter Konsistenz verarbeiten. Schmeckt auch mit Pfirsichen sehr lecker!

BELEBENDER BLAUBEERBECHER

Kalorien: 472
Glykämische Last: 20,5

240 ml gefiltertes Wasser
120 ml frischer Apfelsaft
2 EL Chia
½ reife Banane
225 g frische oder tiefgekühlte Blaubeeren
75 g frische oder tiefgekühlte Himbeeren
2 EL rohe Walnüsse (oder Cashewnüsse)

Wasser, Apfelsaft, Chia und Banane in den Mixer geben. Blaubeeren, Himbeeren und Walnüsse zufügen. Zu glatter Konsistenz verarbeiten.

JASMIN-PFIRSICH-LASSI

Kalorien: 239,5
Glykämische Last: 17,25

1 ½ TL roher Honig
180 ml warmer, starker Jasmintee
230 g Pfirsiche, würfelig geschnitten
200 g fettarmer Naturjoghurt
2 EL Chia
4–6 Eiswürfel

Honig im warmen Tee auflösen. Erkalten lassen, dann kühlen. Gesüßten Tee, Pfirsiche, Joghurt, Chia und Eis in den Mixer geben. Zu glatter Konsistenz verarbeiten.

GRANATAPFEL-AÇAÍ-SMOOTHIE

Kalorien: 392,5
Glykämische Last: 22

125 ml Granatapfelsaft
120 ml gefiltertes Wasser
½ reife Banane
150 g frische oder tiefgekühlte Blaubeeren
2 EL Chia
100 ml ungesüßtes Açaí-Püree

Granatapfelsaft, Wasser und Banane in den Mixer geben. Blaubeeren, Chia und Açaí-Püree zufügen. Zu glatter Konsistenz verarbeiten. Wenn Sie kein Açaí-Püree bekommen, geben Sie noch 75 Gramm Blaubeeren oder Himbeeren dazu.

Mittag-/Abendessen

GRÜNKOHL-APFEL-KAROTTEN-SMOOTHIE

Kalorien: 340
Glykämische Last: 20

360 ml frischer Bio-Karottensaft
120 ml gefiltertes Wasser
130 g Grünkohlblätter, entstielt und gehackt
1 kleiner Apfel, würfelig geschnitten
  (bei gewachster oder gespritzter Schale schälen)
2 EL rohe Sonnenblumenkerne
2 EL Chia
1 EL frischer Zitronensaft

Alle Zutaten in den Mixer geben. Zu glatter Konsistenz verarbeiten.

GAZPACHO-SMOOTHIE

Kalorien: 323,5
Glykämische Last: 14,25

375 g Kirschtomaten
2 EL Chia
1 mittelgroße Karotte, geschält und grob gehackt
230 g Schlangengurke, grob gehackt
120 g Cantaloupe-Melone, geschält und grob gehackt
3 EL gehackte rote Zwiebel
1 EL frischer Zitronensaft
2 TL Olivenöl extra vergine
5 mittelgroße frische Basilikumblätter
½ TL Meersalz, mehr nach Geschmack
frisch gemahlener Pfeffer

Tomaten, Chia, Karotte, Gurke, Cantaloupe-Melone, rote Zwiebel, Zitronensaft, Olivenöl und Basilikum in den Mixer geben und auf Pulsstufe zu gleichmäßig grober Konsistenz verarbeiten. Mit Meersalz und Pfeffer abschmecken.

GURKEN-KRÄUTER-SMOOTHIE

Kalorien: 317
Glykämische Last: 13,5

240 ml frischer Apfelsaft
240 ml gefiltertes Wasser
2 EL Chia
1 kleiner grüner Apfel, z. B. Granny Smith (bei gewachster
  oder gespritzter Schale schälen), würfelig geschnitten
65 g Gurke, grob gehackt, gewachste und bittere geschält
60 g frische Petersilie
60 g frische Minzblätter

Apfelsaft, Wasser, Chia, Apfel, Gurke, Petersilie und Minze in den Mixer geben. Zu glatter Konsistenz verarbeiten.

ANANAS-MACADAMIA-SMOOTHIE

Kalorien: 331
Glykämische Last: 13

300 ml gefiltertes Wasser
120 ml frischer Apfelsaft
250 g frische Ananas, gehackt und gekühlt
15 g Rucola-Blätter
45 g frische Minzblätter
1 EL grob gehackte rohe Macadamianüsse
2 EL Chia
eine Prise Meersalz

Alle Zutaten in den Mixer geben. Zu glatter Konsistenz verarbeiten. Macadamianüsse können auch durch rohe Mandeln ersetzt werden.

ORANGEN-ZUCKERSCHOTEN-SMOOTHIE

Kalorien: 366
Glykämische Last: 13

165 g Orangenfruchtfleisch mit Saft, gekühlt
65 g rohe Zuckerschoten, Enden und Fäden entfernt
120 ml frischer Apfelsaft
240 ml gefiltertes Wasser
30 g frische Minzblätter

1 EL rohe Kürbiskerne
2 EL Chia
1 TL Olivenöl extra vergine
1 Prise Cayenne-Pfeffer

Alle Zutaten in den Mixer geben. Zu glatter Konsistenz verarbeiten. Am besten schmeckt dieser Smoothie im Winter, wenn Zitrusfrüchte Saison haben.

AVOCOLADA

Kalorien: 414,5
Glykämische Last: 19

300 ml Kokosnusswasser
150 g reife Avocado, gehackt
290 g Ananas, gehackt
2 EL Chia
1 EL frischer Limonensaft
1 Prise Meersalz

Kokosnusswasser, Avocado, Ananas, Chia, Limonensaft und Salz in den Mixer geben. Zu glatter Konsistenz verarbeiten.

AVOCADO-MANGO-SMOOTHIE

Kalorien: 284
Glykämische Last: 13,5

360 ml gefiltertes Wasser
250 g Mango, gehackt

30 g Spinat
150 g reife Avocado, gehackt
1 TL frischer Ingwer, geschält und gehackt
2 EL Chia
1–2 TL frischer Zitronensaft, je nach Geschmack

Alle Zutaten in den Mixer geben und zu glatter Konsistenz verarbeiten. Der süß-saure Geschmack der Mango variiert stark; manche sind süß und nicht sauer, während andere eher säuerlich sind. Den Zitronensaft darauf abstimmen, ist die Mango zu sauer, mit Agavensirup oder etwas Stevia süßen.

ERDBEER-MELONEN-SMOOTHIE

Kalorien: 226
Glykämische Last: 13

450 g Wassermelone, entkernt, gekühlt
30 g Spinat
150 g Erdbeeren, tiefgekühlt
2 EL Chia
2 TL frischer Zitronensaft
20 frische Minzblätter
1 Prise Meersalz

Alle Zutaten in den Mixer geben und zu einer glatten Konsistenz verarbeiten.

Erfinden Sie Ihren persönlichen Chia-Smoothie
Wenn Sie selbst den perfekten Smoothie entwickeln möchten, sagen Ihnen die folgenden Richtlinien genau, was Sie

brauchen. Probieren Sie verschiedene Zutaten aus, variieren Sie Geschmack und Konsistenz.

1. Die Smoothie-Basis

Wir bevorzugen fettarmen Naturjoghurt als Basis (mit 1,5–1,8 Prozent Fettanteil), weil er proteinhaltig ist und eine geringe glykämische Last hat. Er sollte gerührt sein, da der Smoothie so glatt und cremig wird. Nehmen Sie Naturjoghurt, wenn Sie süße Früchte oder Fruchtsäfte hinzufügen möchten. Die meisten Menschen mit Laktoseintoleranz kommen mit fettarmem Naturjoghurt gut zurecht, doch wenn er Probleme verursacht, versuchen Sie es mit Mandelmilch.

Basis, 270 g	Protein (g)	Kalorien	GL
Fettarmer Naturjoghurt (1,5 %)	16	184	3,8
Sojamilch	8	131	9
Hanfmilch	5	110	5
Mandelmilch, ungesüßt	1	40	0

2. Fruchtsäfte und andere Flüssigmacher

Mit Milch oder Milchersatz als Smoothie-Basis sind Fruchtsäfte nicht unbedingt erforderlich. Mit Joghurt als Basis brauchen Sie jedoch ein wenig Flüssigkeit, damit das Gerät die Zutaten fein verarbeiten kann, besonders wenn Sie gefrorenes Obst verwenden. Ein wenig Wasser hilft immer, doch wenn

Sie mehr Geschmack oder Süße möchten, versuchen Sie einen der folgenden Säfte. In handelsüblichen Smoothies wird gerne Apfelsaft verwendet; seine glykämische Last ist gering, aber er enthält auch nur wenige Nährstoffe. Das macht aber nichts, denn diese sind in Früchten, Gemüse und Chia reichlich vorhanden. Grapefruitsaft hat von allen Fruchtsäften die wenigsten Kalorien. Er enthält viele Nährstoffe und sättigt zusätzlich bei geringer glykämischer Last.

Unsere erste Testgruppe verwendete einen Frucht-Gemüse-Saft, um Smoothies mit Geschmack und Nährstoffen anzureichern. Wenn Sie auf Ihren Natriumkonsum achten, kaufen Sie natriumarme Säfte oder nehmen Sie reinen Tomatensaft. Für einen belebenden Smoothie pressen Sie eine Viertel Limone in einen Viertelliter Sodawasser. Damit keine Langeweile aufkommt, ist es sinnvoll, die Frühstücks-Smoothies anders als die Mittags- und Abend-Smoothies zu gestalten. Man kann zum Beispiel natriumarme Gemüse- oder Hühnerbrühen und sogar eine Misosuppe als Flüssigmacher verwenden.

Eis ist immer eine Bereicherung für einen Smoothie; und wenn das Gerät es schafft, kann Eis auch Säfte und Co. ersetzen. Joghurt, Chia, Früchte und Eis ergeben einen dicken, angenehm kühlen Smoothie. Was Sie auch wählen, Sie müssen kein schlechtes Gewissen haben, wenn Sie den Geschmack von Gemüsesorten, die Sie ansonsten nicht essen, mit etwas Süßem überdecken. Manche Menschen haben ein spezielles Gen und mögen den bitteren Geschmack vieler Gemüsesorten. Ich habe mit süßen Zutaten begonnen, doch mit der Zeit hat sich mein Geschmack von supersüßen Dingen entwöhnt. Das wird bei Ihnen nicht anders sein, wenn die Sucht nach Süßem überwunden ist.

Fruchtsäfte und Co., 240 ml	Kalorien	GL
Wasser	0	0
Kokosnusswasser	46	3
Tomatensaft	49	4
Gemüsesaft	51	4
Karottensaft	94	8
Grapefruitsaft	96	7
Orangensaft	112	9
Apfelsaft	114	6
Granatapfelsaft	134	8
Cranberry-Saftmischung	137	8

3. Obst und Gemüse

Echte Aztekenfrüchte sind Mango, Papaya, Guave, Banane, Limone und Orange. Beeren haben eine Menge zu bieten, denn diese winzigen, weichen Wunderfrüchte sind voller Geschmack und Antioxidantien. Probieren Sie Blaubeeren, Erdbeeren, Himbeeren und Brombeeren. Es müssen keine frischen sein; tiefgekühlte Früchte und Gemüse enthalten oft mehr Nährstoffe, denn diese gehen auf dem langen Weg von der Ernte in den Laden verloren. Tiefgekühlte Früchte und Gemüse werden vollreif geernet, wenn sie besonders gut schmecken, und dann schockgefrostet, um die Nährstoffe einzuschließen. So wird Ihr Smoothie köstlich kalt, dick und cremig, ohne dass Sie Eis verwenden. Ich friere Grünkohl und andere Gemüse immer ein. So wird der Smoothie kühler, der Gemüsegeschmack tritt in den Hintergrund. Bananen bringen eine feste Konsistenz und sind daher eine beliebte Zutat. Da die glykämische Last höher ist als bei anderen Früchten, verwenden Sie am besten nur ein Viertel einer Banane. Sie sind so süß, dass ein kleines Stück ausreicht. Geschält und in Stücke geschnitten kann man Bananen in einem verschließbaren Gefrierbeutel gut einfrieren. Tabellen mit allen wichtigen Zahlen zu Früchten finden Sie im Unterkapitel »Obst«.

Gemüse eignet sich gut für mittags oder abends, für den Frühstücks-Smoothie passen Früchte besser. Gemüse ist ein ausgezeichneter Lieferant wertvoller Nährstoffe, und in einem Chia-Smoothie kann es sich gut verbergen. Grünkohl mag ich von allen Gemüsesorten am liebsten in Smoothies. Er hat einen optimalen ANDI-Wert (Gesamtnährstoffdichte) von 1000, den höchsten aller Gemüsesorten, und ist randvoll mit Antioxidantien. Sein frischer, pikanter Geschmack verbindet sich gut mit Naturjoghurt und gleicht die Süße eines Früchte-Smoothies aus. Auch Spinat befindet sich unter den Top 5 der ANDI-Skala, seine samtige Konsistenz und der milde Geschmack fallen im Smoothie überhaupt nicht auf. Wäre da nicht die schöne grüne Farbe, wüsste man nicht, dass Spinat dabei ist. Brokkoli liefert eine leicht bittere Eigennote, aber auch viele lösliche Ballaststoffe, ist also wertvoll. Sie können den Geschmack durch süße Fruchtsäfte kaschieren oder eine Gazpacho-ähnliche Mischung kreieren, die Genuss und Gesundheit verbindet. Die übrigen Vorzüge von grünem Gemüse entnehmen Sie der Gemüsetabelle im Unterkapitel »Gemüse«.

4. Chia!

Entscheidend bei Chia ist, dass die Samen gemahlen oder mikrofein geschnitten sind. Ganze Samen bewirken nichts für die Gewichtsabnahme, denn sie lassen den Verdauungstrakt in Windeseile hinter sich. Eigene Testläufe brachten mit mikrofein geschnittenen Chia-Samen besonders gute Ergebnisse, denn diese weisen für die Enzyme im Verdauungssystem eine besonders hohe Bioverfügbarkeit auf. Das heißt, dass Verdauungsenzyme die vielen Nährstoffe gut aus den Chia-Samen holen und in die Blutbahn befördern können. Es gibt viele verschiedene Chia-Marken, wählen Sie sorgfältig. Die Qualität der Samen schwankt gewaltig, von allerbester Ware bis zu minderwertigem Chia, gestreckt mit Weizenspreu. Die besten Samen enthalten sehr hohe Konzentrationen an Omega-3-Fettsäuren, Proteinen und Ballaststoffen. Im Anhang dieses Buches finden Sie einige Hinweise für den Einkauf von Chia. Die Nährstoffangaben müssen von einem zertifizierten Labor stammen.

5. Süßes

Auch hier gilt: Machen Sie sich nicht zu viele Gedanken über das Süßen Ihres Smoothies – er soll schmecken! Ich selbst verwende lieber Honig und Wasser oder Eis als Fruchtsäfte für meine Smoothies. Säfte hinterlassen oft einen unnatürlichen Geschmack, der den Eigengeschmack des Obstes verdrängt. Stevia, ein natürliches Süßungsmittel aus den Blättern der Steviapflanze, hat nur eine geringe GL und keine Kalorien, süßt aber erstaunlich gut. Dieser Extrakt hat die 300-fache Süßkraft von Zucker; eine sehr kleine Menge liefert also sehr viel Süße ohne Nachgeschmack. Ich ziehe dennoch reinen Honig vor. Mit nur 60 Kalorien pro Esslöffel betont

Honig die natürliche Süße der Früchte, ohne zuckrig zu schmecken. Probieren Sie gelegentlich auch mal die ausgefalleneren Geschmacksrichtungen in der nachfolgenden Tabelle. Sie erhöhen die GL kaum, den Genuss aber sehr wohl!

Geschmack	Kalorien	GL
Stevia, 1 EL	0	0
Tabasco, 1 TL	1	0
Ingwer, frisch, 1 TL	2	0
Zimt, 1 EL	19	1
Kakaopulver, ungesüßt, 1 EL	20	0
Sellerie, 2 Stangen	36	2
Ahornsirup, 1 EL	52	8
Honig, 1 EL	60	10

Anleitung

Nun haben wir alle Zutaten und können loslegen. In wenigen Minuten ist die gesündeste Mahlzeit auf Erden fertig.

Geben Sie zuerst die Basis und den Fruchtsaft in das Mixgerät. Nun folgen die Chia-Samen. Mischen Sie alles auf niedriger Stufe in wenigen Sekunden gut durch. Stellen Sie das Gerät ab und fügen Sie Früchte, Gemüse und Eis hinzu. Mixen Sie, bis alle Zutaten gleichmäßig verbunden sind. Ihr Smoothie soll so dick sein, dass Sie einige Stunden daran nippen können, aber dünn genug, dass Sie ihn aus dem Mixbecher gießen können. Letztlich ist entscheidend, dass Ihr Smoothie so gut schmeckt, dass Sie ihn immer wieder trinken. Behalten Sie Folgendes stets im Hinterkopf, wenn Sie eigene Smoothies kreieren:

• Cremiger fettarmer Naturjoghurt und Chia sind beide angenehm sämig und erzeugen ein tolles Gefühl im Mund. Ein Viertel oder die Hälfte einer Banane steigert dies noch. Auch Grünkohl sorgt für gute Konsistenz und hat zudem viele Nährstoffe.

• Süße: Wenn Sie nicht zu den Leckermäulern gehören, brauchen Sie nicht mehr als Obst. Wenn doch, können Honig, Stevia oder Fruchtsaft eine Gemüsemischung in ein köstliches Mixgetränk verwandeln. Die gesamte glykämische Last bleibt so gering, dass der zusätzliche Zucker nichts ausmacht.

• Sämigkeit: Sie wissen, dass Chia Flüssigkeit aufnimmt und deutlich aufquillt, daher wird Ihr Smoothie noch dicker, während Sie daran nippen. Wenn Sie Milch oder Milchersatz als Basis nehmen, brauchen Sie vielleicht eine Banane oder anderes Obst für mehr Sämigkeit. Soll der Smoothie dünner werden, geben Sie einfach Eis, Wasser oder einen dünnen Saft dazu.

Tipp: Wenn Sie kein Gewicht verlieren, reduzieren Sie die Saft- und/oder Obstmenge in Ihren Smoothies.

Zwischenmahlzeiten

Im Idealfall sollten Sie in Phase I nur Chia-Smoothies zu sich nehmen. Zwischenmahlzeiten erleichtern jedoch das Durchhalten – wenn Sie also das Gefühl haben, Sie schaffen es ohne Snacks nicht, dann nur zu! Wählen Sie einen der hier empfohlenen Snacks; sie wurden sorgfältig auf sättigende Wirkung, geringe glykämische Last und gutes Mundgefühl hin ausgesucht. Verzichten Sie zwischen Frühstücks- und Mittags-Smoothies auf Zwischenmahlzeiten. Eine Studie aus dem Jahr 2011 zeigte, dass Snacks am Vormittag häufigere Zwischenmahlzeiten und geringere Gewichtsabnahme nach sich ziehen.[2]

Sehen Sie sich die Kalorienangaben in der Snacktabelle an und beschränken Sie sich auf 200 Kalorien. Die Snacks sind dort aufsteigend nach glykämischer Last gelistet. Wählen Sie Snacks mit der geringsten glykämischen Last, die ausreichend sättigen. Mein liebster Nachmittagssnack ist rote Quinoa! Vorsicht mit dem hohen Gehalt an Omega-6-Fettsäuren in Mandeln und Kürbiskernen. Verzichten Sie, wenn es geht, auf abendliche Snacks.

Vorschläge für Snacks

Zwischen-mahlzeit	Omega-6 (mg)	Sätti-gung	GL	EW	Kalo-rien	Ballast-stoffe (g)	Protein (g)
Mandeln, 30 g	3378	2	0	51	161	3	6
Sellerie, 4 mittelgroße Stangen	87	4,5	0	20	24	4	0
Kürbiskerne, 30 g	5326	2,1	0	-24	146	1	9
Mozzarella, 30 g	100	2,5	1	-13	50	0	6
Hummus, 2 EL	5005	2,3	2	k. A.	50	2	2
Kirschtomaten, 150 g	119	4,5	2	14	27	2	1
rohe Karotten, 120 g	147	3,8	3	199	50	3	1
Edamame-Bohnen, 155 g	2781	2,7	6	64	189	8	17
Orange, 1 große	32	3,5	6	9	86	4	2
fettfreier Hüttenkäse, 145 g	Spuren	3,2	6	-30	104	0	15
Apfel, 1 großer	54	3,3	6	-37	110	3	0
Birne, 1 große	43	3,1	8	-47	120	5	1
Roggenknäcke-brot, 30 g	>100	2,9	9	-59	94	6	3

Zwischen-mahlzeit	Omega-6 (mg)	Sätti-gung	GL	EW	Kalo-rien	Ballast-stoffe (g)	Protein (g)
Rote Quinoa, 90 g	k. A.	k. A.	9	k. A.	140	5	6
Mikrowellen-Popcorn, fett-arm, 30 g	928	2,1	10	-71	119	4	4
Weizenvollkorn-knäcke, 30 g	1741	1,9	10	-74	124	3	2
Mehrkorn-Kleie-Cracker, 30 g	k. A.	k. A.	-	-	120	6	3

Vorsicht: Ungeeignete Snacks

Hier sind einige Snacks, die recht gesund erscheinen, doch sehen Sie genauer hin. Erstens machen sie nicht besonders satt, Sie werden also nochmals zulangen. Zweitens wirken sie entzündungsfördernd, besonders der Müsliriegel. Alle enthalten viele Kalorien trotz kleiner Portionsgrößen, angeführt von einigen Sport-Protein-Riegeln mit ungefähr 247 Kalorien. Ich sehe Übergewichtige 45 Minuten auf dem Fahrradergometer trainieren und dabei 250 Kalorien verbrennen und dann einen Protein-Riegel mit 247 Kalorien verschlingen. Kein Wunder, dass sie nicht abnehmen! Sehen Sie sich nun die glykämische Last an. Sie ist für Protein-Riegel mit 29 besonders hoch – eine echte Kohlenhydratbombe. Fast alle dieser Snacks wirken stark auf den Blutzucker, haben eine GL von mehr als 10. Sie wissen, dass Kartoffelchips ziemlich viel Fett enthalten. Aber Studentenfutter enthält noch mehr! Fallen wie diese können Ihrer Diät in der Vergangenheit geschadet haben:

Zwischen-mahlzeit	Entzün-dung	GL	Kalo-rien	Omega-6 (mg)	Fett (g)
Kartoffel-chips, 30 g	-73	7	154	3354	10
Tortilla-Chips, 30 g	-107	15	116	707	2
Studentenfut-ter, 45 g	-71	10	194	4024	12
Sport-Pro-tein-Riegel, 1 Stück	-78	29	247	384	2
Fruchtleder (Dörrobst), 30 g	-106	17	104	90	0
Müsliriegel, fettarm, 1 Stück	-145	18	144	1494	3

Zusammenfassung

Tag 1–3:
- Steigen Sie jeden Morgen auf die Waage.
- Trinken Sie zum Frühstück, Mittag- und Abendessen jeweils einen Smoothie mit 2 EL Chia.
- Wählen Sie, wenn nötig, einen empfohlenen Snack (höchstens 200 Kalorien).

Tag 4–7:

- Steigen Sie jeden Morgen auf die Waage.
- Trinken Sie zum Frühstück einen Smoothie mit 3 EL Chia.
- Trinken Sie zum Mittag- und Abendessen jeweils einen dicken Smoothie mit 2 EL Chia.
- Wählen Sie, wenn nötig, einen empfohlenen Snack (höchstens 200 Kalorien).

Woche 2:

- Steigen Sie jeden Morgen auf die Waage.
- Trinken Sie zum Frühstück einen Smoothie mit 4 EL Chia oder einen Smoothie mit 2 EL Chia und ein Glas Wasser / kalorienarmes Getränk mit 2 weiteren EL Chia.
- Trinken Sie zum Mittag- und Abendessen jeweils einen Smoothie mit 1 EL Chia.
- Wählen Sie, wenn nötig, einen empfohlenen Snack.

Der nächste Schritt

Gehen Sie nach zwei Wochen zu Phase II über. Wenn Sie zehn oder mehr Kilo abnehmen müssen und alles gut läuft, können Sie auch länger in Phase I bleiben. Die Umstellung auf Phase II kann Ihren Stoffwechsel anregen, wenn Sie an einem toten Punkt sind, und macht Sie leistungsfähiger, um Sport zu treiben.

Leben in Phase I

Vorteile der Aztekendiät

Wenn Sie ein wenig Motivation zum Durchhalten benötigen, denken Sie an all das Gute, das Sie sich mit der Aztekendiät tun. Die Vorteile, die dieses Programm mit sich bringt, gehen weit über eine Gewichtsabnahme hinaus. Einige davon sind Ihnen vielleicht schon aufgefallen:

Ruhe und Energie

Wie Sie bereits wissen, wirkt sich die Aztekendiät am meisten auf Ihre Leistungsfähigkeit aus. Während sich die meisten durch trostlose, kalorienreduzierte Diäten quälen, fühlen Sie sich den Dingen gewachsen wie nie zuvor. Ein konstanter Blutzuckerspiegel in Kombination mit Unmengen an Supernährstoffen lässt Ihre Energiereserven anschwellen.

Wohlbefinden fürs Gehirn

Gesunde Nahrungsmittel mit vielen Omega-3-Fettsäuren beeinflussen die Hülle der Neuronen positiv und sorgen so für eine bessere Reizleitung und Neurotransmitterproduktion. Eine erhöhte Aufnahme von Omega-3-Fettsäuren wird Ihre geistigen Fähigkeiten merklich verbessern. Chia enthält mehr Omega-3-Fettsäuren als jedes andere Nahrungsmittel auf der Erde.

Besserer Sex

Mit sinkendem Körpergewicht wird Ihr Sexleben in Schwung gebracht. Ihr Selbstbild wird besser, Libido und Leistungsfähigkeit steigen an. Schon eine leichte Gewichtsabnahme von nur fünf Prozent führe zu einer Besserung bei Erektionsstörungen und erhöhe das Verlangen, berichten australische Forscher. Bei Männern mit hohem Blutzucker- und Cholesterinspiegel sowie beginnendem Diabetes verengen sich allmählich die kleinen Blutgefäße im Penis, die Blutversorgung wird schlechter, die Erektion daher weniger stark. Auch Frauen sind beeinträchtigt, wenn die Durchblutung der Klitoris schwächer wird. Dr. Susan Kellogg, Leiterin der Sexualmedizin am Pelvic and Sexual Health Institute des Graduate Hospital in Philadelphia, meint, dass diese verringerte Durchblutung das sexuelle Erleben der Frauen schwächt.

Bessere Blutzuckerwerte

Ob Sie nun Diabetes oder Prädiabetes haben oder fit und gesund sind, die Aztekendiät wird Ihre Blutzuckerwerte verbessern. Das ist der ganz wesentliche Gewinn der Aztekendiät.

Dies beweisen die Blutwerte unserer ersten Diätgruppe, bei der folgende Rückgänge festgestellt werden konnten:

- Nüchternblutzucker
- HbA (Ein langfristiger Kontrollwert für den Blutzuckerspiegel und daher sehr wichtig. Ihr Blutzucker mag zu einem bestimmten Zeitpunkt nicht übermäßig hoch sein, der HbA spiegelt jedoch den Gesamtdurchschnitt wieder.)
- Taillenumfang (Messung des Bauchfetts)
- Bluthochdruck (bedeutender Risikofaktor für das sogenannte metabolische Syndrom, welches tödlich sein kann)

Wir hüten uns vor überzogenen Versprechungen, doch die meisten Anzeichen für Alters-Diabetes scheinen mit der Aztekendiät zu verschwinden. Nach Schätzungen der Harvard School of Public Health ließen sich 85 Prozent der Fälle von Typ-II-Diabetes vermeiden – dem stimme ich vorbehaltlos zu. Ich verwahre mich sogar strikt gegen die Medizinalisierung eines Problems, das in Wahrheit mit dem Lebensstil zusammenhängt. Aus Gesprächen mit Diabetikern weiß ich, dass ihr ganzes Leben aus Arztbesuchen, Blutuntersuchungen und der Einnahme von Arzneimitteln besteht, sie aber keinen Gedanken daran verschwenden, dass die Erkrankung mit ihrer Lebensweise zusammenhängt, die sie schleunigst ändern sollten. Wir haben erstaunliche Erfolge erzielt: Diabetiker konnten unter Anleitung ihres Arztes ihr Insulin reduzieren oder sogar ganz absetzen.

Ihr Blutzuckerwert wurde hoffentlich vor Beginn der Diät gemessen; dann können Sie nun beobachten, wie er sinkt. (Bei einem Nüchternblutzucker zwischen 100 und 125 spricht man von Prädiabetes, darüber von Diabetes.)

Anregung des Stoffwechsels

Studien zeigen, dass viele Diäten trotz körperlicher Bewegung den Stoffwechsel langsamer arbeiten lassen. Der Grund dafür liegt darin, dass die Diäten nicht genügend Kalorien zur richtigen Tageszeit liefern. Die Aztekendiät sieht Kalorien genau vier Stunden vor der Bewegung vor, wodurch der Stoffwechsel angeregt wird und die Pfunde purzeln. Die Aztekendiät reguliert Ihren Stoffwechsel so, dass Sie morgens und abends ruhige Energie zur Verfügung haben, für Ihre körperliche Bewegung aber unglaublich leistungsfähig sind.

Verbesserung des seelischen Befindens

Die berühmte MIT-Forscherin Judith Wurtman, Verfasserin des Buches *Managing Your Mind and Mood Through Food,* formulierte erstmals die Idee, dass unsere Nahrung Einfluss auf die Neurotransmitterproduktion im Gehirn hat. So fördert reines Protein beispielsweise die Produktion stark leistungsfördernder, adrenalinähnlicher Substanzen, während Kohlenhydrate beruhigende Substanzen wie Serotonin begünstigen. Der Einsatz der richtigen Nahrungsmittel zum richtigen Zeitpunkt ist entscheidend für die Stimmung. Protein am Morgen beflügelt das Gehirn; Kohlenhydrate am Nachmittag lassen das Gehirn zur Ruhe kommen, wenn es ohnehin danach strebt.

Die Aztekendiät wurde so angelegt, dass die richtigen Neurotransmitter zur richtigen Tageszeit produziert werden.

Weg mit dem Bauchfett

Die Aztekendiät zielt in erster Linie auf das Bauchfett ab. Das ist die tödliche Art von Fett. Hayden, mein 18-jähriger Sohn, ist ein ausgezeichneter Ruderer und sehr fit. Er fragt mich jedoch ständig: »Dad, wie werde ich mein Bauchfett los?« Ich erkläre ihm, dass er mit einem Übermaß an Kohlenhydraten zu kämpfen hat, welches die Zellen in seinem Bauchraum öffnet und Fett dort deponiert.

Ein Übermaß an Kohlenhydraten erhöht das Risiko für stammbetonte Adipositas und die Entstehung des tödlichen metabolischen Syndroms. Die Lösung: Meide die falschen Kohlenhydrate, iss das richtige Fett, und das Bauchfett wird verschwinden. Bauchfett ist auch ein zentraler Marker für Entzündungen im Körper. Einige der Nahrungsmittel der Aztekendiät sind besonders gut gegen Bauchfett, zum Beispiel Naturjoghurt. Auch Übungen, bei denen Bauchfett verbrannt wird, helfen.

Gesundes Herz

Wir untersuchten die Herzgesundheit unserer ersten Gruppe von Aztekendiät-Teilnehmern. Die erstaunlichen Ergebnisse waren:

Blutdrucksenkung

Der Blutdruck sank bei allen. Da beinahe jeder von uns mit dem Alter Bluthochdruck bekommt, ist das ein großer Vorteil der Aztekendiät. Wenngleich der Blutdruck in der öffentlichen Wahrnehmung hinter den Cholesterinspiegel zurückgetreten ist, bleibt er ein unglaublich wichtiger Risikofaktor für Schlaganfall und Herzleiden. Der Blutdruck lässt sich durch Ernährung auf viel angenehmere Weise regulieren als mit Medikamenten. Der Blutdruck wird in zwei Zahlen angegeben (z. B. 120/80). Der erste Wert ist der systolische Wert. Daten aus einer Chia-Studie[1] zeigten einen Abfall des systolischen Werts um 6,3 mmHg bei den Teilnehmern. Ein Abfall um 6 mmHg ist nicht unbedeutend. Ein Teil der Senkung ist auf die enorme Reduktion des Salzkonsums durch die Aztekendiät zurückzuführen; auch die Zufuhr blutdruckfreundlicher Mineralstoffe wie Kalium, Kalzium und Magnesium hilft.

Senkung des LDL-Cholesterins

Dies ist eine der ersten und höchst bedeutsamen Veränderungen im Stoffwechsel durch die Aztekendiät. Nach zwei Wochen sollte der LDL-Wert ziemlich deutlich gefallen sein.

Ein Wort zu Medikamenten

Einige der Teilnehmer überlegten, ihre Cholesterin-Medikamente abzusetzen, als ihr LDL weit genug gefallen war. Ich empfehle das nicht, außer Ihr Arzt ist damit einverstanden, denn diese Medikamente haben noch andere wichtige Schutzwirkungen, stabilisieren etwa die Arterienbeläge. Die meisten Herzinfarkte werden nicht von einem »zugewachsenen« Gefäß hervorgerufen; sie entstehen, weil sich ein Stück Belag von der Arterienwand löst. Es verschließt die Arterie vollständig und führt zum Absterben von Herzmuskelgewebe. Statine schützen vor solch katastrophalen Ereignissen, indem sie verhindern, dass die Kappen dieser Beläge locker werden und hoch entzündliches Cholesterin in die Arterien gelangt. Die entzündungshemmende Aztekendiät mag die Entzündungen in Ihrem Körper so weit reduzieren, dass Sie Ihre Medikamente überdenken, aber ausschließlich mit Zustimmung Ihres Arztes!

Senkung der schädlichen Triglyzeride

Triglyzeride sind zwar nicht ganz so bekannt wie das berüchtigte Cholesterin, sind aber ein wichtiges Blutfett. Ein Übermaß an Kohlenhydraten lässt den Triglyzerid-Spiegel in die Höhe schnellen. Unsere Aztekendiät-Teilnehmer stellten fest, dass der Triglyzerid-Spiegel innerhalb der ersten beiden Wochen stark sank.

Weniger Herzrhythmusstörungen

Viele von uns bemerken in ruhigen Phasen einen unregelmäßigen Herzschlag, kurze Aussetzer, und sind besorgt. Ein entscheidender Vorteil der Omega-3-Fettsäuren in der Aztekendiät ist, dass sie solche *Arrhythmien* reduzieren. Eine Studie der Harvard School of Public Health zeigte, dass ein hoher Konsum an Omega-3-Fettsäuren mit einem verringerten Risiko für Vorhofflimmern einhergeht[2].

Weniger Entzündungen

Herzerkrankungen sind zumindest zur Hälfte auf Entzündungen zurückzuführen. Wir bestimmten den CRP-Wert (C-reaktives Protein), einen wichtigen Entzündungsmarker. Dieser schwer zu beeinflussende Wert begann binnen sechs Wochen zu fallen. Wenn Sie die entzündungshemmenden Nahrungsmittel der Aztekendiät essen, werden Sie feststellen, dass das Feuer in Ihrem Inneren erlischt.

Geringeres Risiko für Herzversagen

Eine neue Harvard-Studie[3] zeigt, dass sich bei Personen, welche gut mit Omega-3-Fettsäuren versorgt sind, das Risiko für Herzversagen halbiert. Die Aztekendiät ist reich an Omega-3-Fettsäuren[4].

Ein längeres Leben!

Das mag wohl das Faszinierendste überhaupt sein. Die sogenannten *Telomere* schützen die Chromosomen-Enden vor altersbedingter Abnutzung. Die Telomere verkürzen sich mit jeder Zellteilung. Je kürzer die Telomere, desto höher ist letztlich die Wahrscheinlichkeit, dass wir erkranken und sterben. Das erinnert ein wenig an eine abgenutzte Sicherung. Wenn sie schlussendlich nicht mehr funktioniert, stirbt der Organismus. *Eine Studie an Frauen im American Journal of Clinical Nutrition* zeigte, dass jene mit der besseren Körperzusammensetzung (z. B. geringerer Körperfettanteil) und einer sehr guten Ernährung, einschließlich Ballaststoffen, die längsten Telomere aufwiesen[5]. Je höher die Linolsäurewerte und je breiter der Taillenumfang, desto geringer die Länge der Telomere.

Gehen statt watscheln

Fettleibige entwickeln einen eigenen Watschelgang. Doch niemand spricht über wund gescheuerte Oberschenkel oder darüber, wie schön es wäre, könnte man rasch irgendwohin gelangen. Alles unangenehm, unansehnlich und peinlich. Es erscheint banal, aber erwähnenswert: Wer Gewicht verliert, verliert den Watschelgang. Nach einer Gewichtsreduktion um 27 Prozent gingen die Teilnehmer einer Studie, die im *Journal of Applied Physiology* veröffentlicht wurde, um 3,9 Prozent schneller[6]. Nach einer Reduktion um weitere 6,5 Prozent waren sie schon 7,3 Prozent schneller. Ihr Gang verbesserte sich in jeder Hinsicht – Schrittlänge, Hüftbewegung, maximale Kniebeugung und Knöchelbeugung.

Verbesserte Zellfunktion

Wir sind tatsächlich, was wir essen, bis hinein in die Zellen. Die Art der Fette, die Sie essen, bestimmt, welche Fette die Zellwand enthält. Wenn Sie große Mengen Omega-6-Fettsäuren zu sich nehmen, werden diese in die Zellwand eingebaut, im Inneren entsteht eine toxische Mischung aus entzündlichen Substanzen. Membranen, die aus Omega-3-Fettsäuren aufgebaut sind, funktionieren viel besser. Die Substanzen im Inneren sind nicht aggressiv, die Zelle produziert keine entzündungsfördernden Stoffe. Ein Beispiel dafür ist die Schmerzleitung. Sie verspüren mehr Schmerz, wenn Sie große Mengen Omega-6-Fettsäuren aufnehmen, weniger, wenn Sie große Mengen Omega-3-Fettsäuren konsumieren. Die Omega-6-Fettsäuren in Ihrem Salat-Dressing rufen viele Übeltäter auf den Plan, die den Schmerz erhöhen. Weniger Omega-6 und mehr Omega-3 setzen dieser »schmerzlichen« Produktion ein Ende.

Ein weiteres Beispiel sind die Zellen in den Milchgängen der Brust, wo Brustkrebs entsteht. Wenn diese Zellen viele Omega-6-Fettsäuren enthalten, reagieren sie übermäßig auf Östrogen. Je stärker die Zellen auf Östrogen reagieren, desto mehr wird das Wachstum vorhandener Brustkrebszellen angefacht. Große Mengen an Omega-3-Fettsäuren dagegen reduzieren die Östrogen-Reaktivität der Zellen.

Sich jung fühlen, jung aussehen, jung benehmen!
Ich bin schon lange der Überzeugung, dass die meisten Anzeichen des Alterns auf die falsche Behandlung unseres Körpers zurückzuführen sind, nun weiß ich es! Ich fahre Ski-rennen, Langstrecken-Radrennen und surfe mit Kids um die Wette, die 40 Jahre jünger sind als ich. Es ging mir einfach nie besser. Große Mengen an entzündungsfördernden Dingen und Kohlenhydratbomben beschleunigen den Alterungsvorgang. Ein hoher Blutzuckerspiegel schädigt die Grundbausteine der Kollagenfasern in unserem Körper. Entzündungen zerstören Gewebe – von Gehirn, Lunge oder Arterien des Herzens. Lassen Sie es nicht so weit kommen! Bleiben Sie bei der Aztekendiät und bieten Sie dem Alter die Stirn.

Häufige Fragen

Meine Smoothies werden nicht glatt; es bleiben größere Stücke zurück! Was kann ich tun?
Schaffen Sie sich, wenn es geht, einen Hochgeschwindigkeitsmixer an. Gute Geräte haben ihren Preis, zerkleinern aber beinahe jedes Obst oder Gemüse zu einer glatten, angenehmen Konsistenz. Wenn ein Hochgeschwindigkeitsmixer nicht infrage kommt, verwenden Sie anstelle von tiefgekühltem nur frisches Obst. Schneiden Sie Gemüse in kleine Stücke und weichen Sie Nüsse vorher in Wasser ein. Lassen Sie den Mixer länger laufen und schalten Sie ihn zwischendurch zum Umrühren ab.

Meine Gewichtsabnahme kam nach einigen Wochen zum Stillstand. Wie kann ich weiter abnehmen?
Reduzieren Sie die Zuckermenge in Ihren Smoothies. Wenn zu viel Obst oder Fruchtsaft in Ihren Smoothies enthalten ist, ist möglicherweise die glykämische Last für eine Gewichtsabnahme zu hoch. Versuchen Sie es mit Wasser anstelle von Saft, geben Sie ein klein wenig Honig oder eine Prise Stevia dazu, wenn Sie die Süße brauchen. Fügen Sie so viel Gemüse hinzu, wie Sie möchten. Das ist außerdem ein guter Zeitpunkt, das Programm mit Sport zu erweitern, da Sie nun über die nötige Energie verfügen.

Ich muss aufstoßen und habe Blähungen, wenn ich meinen Chia-Smoothie getrunken habe. Was kann ich tun?
Chia enthält tonnenweise wertvolle Ballaststoffe und quillt

im Magen mit der Flüssigkeit auf, Sie müssen sich allmählich daran gewöhnen. Reduzieren Sie die Chia-Menge in Ihren Smoothies um jeweils einen halben Esslöffel, bis Sie die Menge gut vertragen. Bleiben Sie für drei Tage bei dieser Menge, erhöhen Sie dann wieder langsam auf mindestens zwei Esslöffel. Sollten Reflux und Sodbrennen auftreten, reduzieren Sie ebenfalls die Chia-Menge und trinken kleinere Portionen.

Muss ich mir bei Chia Gedanken über Blutungsneigung machen?
Nein, Chia wirkt günstig auf die Blutungszeit im Sinne einer Vorbeugung von Herzinfarkten. Wenn Sie jedoch vor einer Operation stehen oder Blut verdünnende Medikamente einnehmen, informieren Sie Ihren Arzt unbedingt über Ihren Chia-Konsum.

Eine Stufe höher

Wenn Sie Phase I keine zwei Wochen durchhalten, steigen Sie nicht aus! Machen Sie lieber mit Phase II weiter, als zu Ihren alten Essgewohnheiten zurückzukehren.

Wenn Sie sich dazu entschließen, mehr als zwei Wochen in Phase I zu verbringen, gibt es einige Anzeichen, die signalisieren, wann es Zeit für Phase II ist.

1. Sie kommen an einen toten Punkt, nehmen deutlich langsamer ab.
2. Die gewünschte Gewichtsabnahme ist erreicht. Wenn Sie Ihr Ziel erreicht haben, bewältigen Sie nun mit Hilfe von Phase II den langsamen Übergang zu fester Kost.

3. Sie möchten Sport treiben und brauchen mehr Energie. Eine Mittagsmahlzeit aus Gemüse, Getreide mit niedriger GL und magerem Eiweiß gibt Kraft für ein Workout am späten Nachmittag.

Phase II

Mit dem Mittagessen beschleunigen

Das Programm

Bei vielen Diätprogrammen haben Sie gute zwei Wochen. Die Pfunde schmelzen – und dann ist Schluss. Die Waage rührt sich nicht mehr weiter. Sie sind an einem klassischen toten Punkt angekommen, weil Ihr Stoffwechsel nun langsamer arbeitet. Und hier setzt Phase II der Aztekendiät an. In Phase II haben wir weiterhin Chia-Smoothies zum Frühstück und Abendessen, der Mittags-Smoothie wird aber durch eine energiereiche Mahlzeit ersetzt. Dieser zeitgerechte Kalorienschub bringt Ihren Stoffwechsel in Schwung und versorgt Sie mit Energie.

Lassen Sie sich nicht dazu verleiten, den abendlichen Smoothie anstelle des Mittags-Smoothies durch eine feste Mahlzeit zu ersetzen. Phase II der Aztekendiät ahmt aus gutem Grund die Essgewohnheiten der Azteken nach, die ihre Hauptmahlzeit zu Mittag einnahmen. Ob Sie auf Diät sind oder nicht, Ihr Verdauungssystem sollte auf keinen Fall am Abend mit der größten Nahrungsmenge belastet werden, denn die stört den Schlaf und lässt Fettpolster wachsen. Wenn Sie stattdessen zu Mittag essen, kann die Nahrung vor dem Sport am Nachmittag verdaut werden, Sie verbrennen mehr Fett und sind am Abend entspannt. Wenn Sie abends wieder zum Smoothie greifen, hilft Ihnen das, Essattacken zu vermeiden.

Ich empfehle Ihnen, sechs Wochen in Phase II zu verbleiben. Damit gewöhnen Sie sich ein neues Essverhalten an und durchbrechen den alten Teufelskreis, den Tag mit einer großen Mahlzeit zu beenden.

Phase II – Sechs Wochen
Frühstück: Smoothie mit 4 EL Chia oder Smoothie mit 2 EL Chia plus Wasser mit 2 EL Chia
Mittagessen: Mageres Eiweiß, Getreide mit niedriger GL und Gemüse, etwa 400 Kalorien
Abendessen: Smoothie mit zwei EL Chia

In Phase I wurden die stark entzündungsfördernden Nahrungsmittel gestrichen, die für katastrophale Erkrankungen, von Herzleiden bis Krebs, verantwortlich sind. In Phase II führen wir Nahrungsmittel ein, die die entzündungshemmende Wirkung weiter verstärken, um für zusätzlichen Schutz zu sorgen. Wir sprechen hier natürlich nicht von einem üppigen Mittagessen, sondern von einem, das den Stoffwechsel ankurbelt und die Leistungsfähigkeit erhöht, ohne die lähmende Wirkung einer großen Kohlenhydratladung. Streben Sie mittags etwa 400 Kalorien an. Männer können etwas mehr, Frauen etwas weniger essen. Die nachfolgenden Vorschläge liegen alle in diesem Bereich.

Wegweiser – Beispieltag

Frühstück: Bobs Grünkohl-Blaubeer-Smoothie mit 4 EL Chia
Mittagessen: Fischtacos
Zwischenmahlzeit: Karotten-Sticks mit Hummus
Abendessen: Gurken-Kräuter-Smoothie mit 2 EL Chia

Mittagessen!

Ich empfehle Ihnen wärmstens, die fantastischen Rezepte der Aztekendiät für das Mittagessen in Phase II zu wählen (siehe Kapitel »Mahlzeiten und Rezepte«). Wenn Sie in Zeitnot sind, kommen jedoch auch die folgenden raschen und einfachen Lösungen in Betracht.

SPINATSALAT

Kalorien: 353
Glykämische Last: 15,5

60 g Spinat
165 g Erdbeeren, in Scheiben geschnitten
2 EL Mandelblättchen
130 g weiße Bohnen
2 EL fettarme Dijon-Vinaigrette (siehe S. 194)

99

Variation
Fügen Sie 85 g gegartes Hähnchen hinzu
Fügen Sie 85 g gegarte Garnelen hinzu
Fügen Sie 85 g gegarten Lachs hinzu
Fügen Sie 85 g Quinoa hinzu

SANDWICH MIT EISALAT

Kalorien: 384
Glykämische Last: 14

2 hartgekochte Eier
70–130 g fettarmer Naturjoghurt
25 g gehackter Stangensellerie
2 Scheiben Weizenkeimbrot

BOHNENBURGER

Kalorien: 260
Glykämische Last: 14

1 Bohnenburger (oder anderer vegetarischer Burger)
1 kalorienarmes Fladen- oder Pitabrot
2 grüne Salatblätter
1 Zwiebelscheibe
1 Tomatenscheibe
2 EL Ketchup

SANDWICH MIT THUNFISCHSALAT

Kalorien: 380
Glykämische Last: 14

85 g weißer Thunfisch aus der Dose
70–130 g fettarmer Naturjoghurt
25 g gehackter Stangensellerie
2 Scheiben Weizenkeimbrot

HUMMUS IN PITABROT MIT SALAT, TOMATE UND ROTER ZWIEBEL

Kalorien: 221
Glykämische Last: 11

60 g Hummus
1 kalorienarmes Fladen- oder Pitabrot
2 Salatblätter
2 Tomatenscheiben
4 EL gehackte rote Zwiebel

HÄHNCHENPFANNE MIT NATURREIS

Kalorien: 416
Glykämische Last: 15

85 g gegartes Hähnchen
90 g Tiefkühl-Brokkoli, aufgetaut
1 EL Olivenöl
100 g gegarter Naturreis

Variation
Ersetzen Sie das Hähnchen durch Lachs
Ersetzen Sie das Hähnchen durch Pute

FISCHTACOS

Kalorien: 268
Glykämische Last: 12

2 kleine Mais-Tortillas
85 g gedämpfter Heilbutt
35 g geraffelter Weißkohl
4 EL gehackte rote Zwiebel
2 EL Salsa

BOHNENBURRITO

Kalorien: 340
Glykämische Last: 15

85 g gekochte schwarze Bohnen
1 kalorienarmes Fladen- oder Pitabrot oder 1 Tortilla
30 g geriebener Mozzarella, teilentrahmt
2 Salatblätter, gehackt
2 Tomatenscheiben
4 EL gehackte rote Zwiebel
2 EL Salsa

PUTENSANDWICH

Kalorien: 326
Glykämische Last: 10

85 g gebratene Putenbrust, kein Aufschnitt
2 grüne Salatblätter
2 Zwiebelscheiben
2 Tomatenscheiben
2 Scheiben Weizenkeimbrot
2 TL roher Honig

PUTEN-BOHNEN-WRAP

Kalorien: 355
Glykämische Last: 14

85 g gebratene Putenbrust, kein Aufschnitt
85 g schwarze Bohnen
1 kalorienarmes Fladen- oder Pitabrot oder 1 Tortilla
2 Salatblätter, gehackt
2 Tomatenscheiben
4 EL gehackte rote Zwiebel

Phase II – auf einen Blick
- Steigen Sie weiterhin jeden Morgen auf die Waage.
- Trinken Sie zum Frühstück einen Smoothie mit 4 EL Chia oder einen Smoothie mit 2 EL Chia und ein Glas Wasser mit 2 weiteren EL Chia.
- Essen Sie mittags eine gesunde, proteinreiche Mahlzeit mit etwa 400 Kalorien.

103

- Planen Sie an möglichst vielen Tagen Sport für den späteren Nachmittag ein.
- Wählen Sie, wenn nötig, einen Snack für den Nachmittag aus der Liste auf S. 79 ff. (höchstens 200 Kalorien).
- Trinken Sie zum Abendessen einen Smoothie mit 2 EL Chia.

Leben in Phase II

Bewegung – unverzichtbar bei Gewichtsabnahme

Wenn Sie glauben, Bewegung zu hassen, bereiten Sie sich auf einen Sinneswandel vor! Sie sind jetzt dafür bereit. Ihre Muskelspeicher sind voll, Bewegung wird nicht mehr wehtun oder unangenehm sein. Beginnen Sie langsam, in einem Tempo, das Sie leicht bewältigen können. Ihre Toleranzgrenze, was Sie als unbehaglich empfinden, werden Sie schnell überwinden, Sie werden immer intensiver trainieren, ohne Schmerzen zu verspüren. Wenn Sie keine große Lust auf Sport haben, schalten Sie etwas zurück. Viele Menschen strengen sich jeden Tag ziemlich an, ohne eine Steigerung zu erreichen. Auch wenn es unlogisch erscheint, aber dagegen helfen einige wirklich lockere Tage. Sie können auch an gemäßigten Tagen viele Kalorien verbrennen, indem Sie einfach länger trainieren, und die folgenden Tage werden dann wirklich Spaß machen. Wenn Übergewicht einen Vorteil hat, dann den, dass es mit viel Muskelmasse verbunden ist, und die verbrennt reichlich Kalorien!

Versuchen Sie, jeden Tag zu trainieren, vorzugsweise am Nachmittag, morgens ist auch gut. Morgendliches Training regt den Stoffwechsel an und führt zur Ausschüttung von Cortisol und Schilddrüsenhormonen. Der einzige Nachteil ist, dass Sie morgens physiologisch nicht in Topform sind,

Sie werden also nicht ganz so schnell laufen, radeln oder schwimmen wie später am Tag. Das ist für ehrgeizige Sportler wichtig, macht für die Gewichtsabnahme aber nicht so viel aus. Wer morgens trainiert, ist meist konsequenter, vermutlich weil das Workout stattfindet, bevor andere Aktivitäten stören.

Vom Gesichtspunkt der Leistungsstärke aus betrachtet ist der Nachmittag die beste Trainingszeit. Dann erreichen wir ein geistiges Tief und gleichzeitig ein physiologisches Hoch – ein Workout gegen Ende des Arbeitstages oder am frühen Abend wird sich daher fantastisch anfühlen. Danach können Sie Ihren abendlichen Chia-Smoothie und eine ausgezeichnete Nachtruhe genießen.

Im Folgenden finden Sie einige Aktivitäten für drinnen und draußen, die Spaß machen und viele Kalorien verbrennen. Wählen Sie einige davon aus und wechseln Sie sie, damit es nicht zu Langeweile und Verletzungen kommt.

Drinnen

Entscheiden Sie sich für ein Fitnessstudio. Es sollte im Bereich Ihrer finanziellen Möglichkeiten und nahe an Ihrem Zuhause liegen. Wenn Sie sich vor den Vorzeigeexemplaren fürchten, die durchs Fitnessstudio wandeln, entscheiden Sie sich für ein Studio, das Trainingsanfänger anspricht.

Lassen Sie sich von einem Trainer die Geräte erklären, und wählen Sie neuere Geräte. Es gibt exzellente Geräte, die Ihnen ein Workout anzeigen, mit dem Sie Unmengen Kalorien verbrennen. Diese Maschinen kontrollieren auch die korrekte Haltung.

Um viel Muskelmasse wirksam einzusetzen, wählen Sie Übungen, bei denen die größten Muskelgruppen beansprucht werden. Ein großer, übergewichtiger Mann gehört beispielsweise nicht auf einen Fahrradergometer. Dort beansprucht er nur einen kleinen Teil seiner Muskeln, verbrennt vielleicht 300 Kalorien pro Stunde und trinkt dabei ein Sportgetränk mit 280.

Wesentlich wirkungsvoller ist es, wenn gleichzeitig Unter- und Oberschenkel, Po und sogar der Oberkörper gefordert werden. Je mehr Muskeln im Einsatz sind, desto einfacher fühlt sich das Training an, weil die Arbeit auf so viele Muskeln verteilt wird. Richtig weh tut es, wenn eine kleine Gruppe von Muskeln intensiv beansprucht wird. Tun Sie das nicht! Sie können 300 Kalorien pro Stunde auf dem Fahrradergometer verbrennen oder 1200, wenn viele Muskeln beansprucht werden. Was für ein Unterschied! Verwenden Sie einen Arc-Trainer oder ein Laufband mit Bergauf-Funktion (15 Grad).

Arc-Trainer
Ich liebe dieses Gerät! Es ist den ganzen Winter im Einsatz. Es ähnelt dem Ellipsentrainer, ist aber knieschonender und sorgt für einen wesentlich längeren und höheren Schritt. Damit wird die Arbeit auf die größten Muskelgruppen verteilt, wodurch sich das Training wirklich einfach anfühlt, man verbrennt aber doppelt so viele Kalorien wie bei einem normalen Ellipsentrainer! Stepper sind mörderisch für meine Knie, aber der Arc-Trainer tut ihnen gut.

Laufband
Das Training auf dem Laufband gehört zu den langweiligsten Dingen dieser Erde und ist auch für den Körper hart. Stellen Sie lieber die Neigung auf 15 Grad ein und gehen Sie bloß.

Nehmen Sie iPad, Zeitung, Zeitschriften oder Filme mit oder unterhalten Sie sich während des Trainings. Das ist supereinfach und verbrennt Hunderte Kalorien.

Rudern

Beim Rudern werden pro Stunde die meisten Kalorien verbraucht, weil jede wichtige Muskelgruppe arbeitet: Unterschenkel, Oberschenkel, Po, große Rückenmuskeln, Bauchmuskeln, Trizeps, Bizeps und Unterarmmuskulatur. Rudern über einen längeren Zeitraum ist sehr anstrengend, vielleicht probieren Sie es in Etappen von jeweils einigen Tausend Metern. Ihr Körper wird vielleicht etwas länger brauchen, um sich daran zu gewöhnen, versuchen Sie es also mehrmals pro Woche, zwischen anderen Trainingsarten. Achten Sie sorgsam darauf, die richtige Technik zu erlernen, um Ihren Rücken vor Verletzungen zu schützen.

Krafttraining

Beim aeroben Ausdauertraining wird mehr Fett verbrannt, doch Krafttraining ist für den Aufbau von Muskelmasse wichtig. Je mehr Muskelmasse Sie haben, desto besser sind Sie vor Diabetes geschützt, bauen Sie also zwei oder drei Mal pro Woche auch ein Krafttraining ein. Sie können sich auf einige komplexe Übungen konzentrieren, bei denen mehrere große Muskelgruppen beansprucht werden, um möglichst viele Kalorien zu verbrennen und möglichst viel neue Muskelmasse zu gewinnen. Kniebeugen, Klimmzüge und Bankdrücken sind die wichtigsten drei. Wenn Sie dafür Geräte benutzen, können Sie den Widerstand regulieren.

Neue Studien zeigen, dass man ebenso gut *viele* Wiederholungen mit weniger Gewicht machen kann wie *wenige*

Wiederholungen mit hohem Gewicht. Das ist psychologisch leichter zu bewältigen und bewirkt das Gleiche!

Draußen

Wandern

Beim Wandern werden alle großen Muskelgruppen beansprucht. Wer Stöcke verwendet, trainiert auch den Oberkörper, verteilt die Belastung und verbrennt damit mehr Kalorien, während das Training gleichzeitig leichter wird. Es kann ein ganzes Jahr dauern, bis Sie die Kondition für einen Langstreckenlauf haben, aber langes Wandern ist sofort möglich.

Mountainbiken

Mountainbiken macht unglaublich viel Spaß und ist ein tolles Training – und dabei lange nicht so schwer, wie es klingt. Weg von der Straße auf unbefestigte Wege zu fahren erhöht die Sicherheit enorm, die Gänge des Mountainbikes erleichtern das Treten, auch wenn man ungeübt ist. Unebenes Gelände und Hügel erhöhen den Widerstand, Sie müssen dann gar nicht schnell fahren, um ein Workout zu erzielen. Wenn Sie feststellen, dass Ihnen Mountainbiken liegt, sparen Sie nicht beim Fahrrad. Betrachten Sie es als Investition in Ihre Gesundheit. Die Gänge lassen sich leicht wechseln, die Bauweise ist ergonomisch – das Rad lockt zum Training.

Rennradfahren

Kein Gerät hilft so sehr beim Fettabbau wie ein Rennrad bester Qualität. Mit Chia und einem Rennrad können Sie Ihr Gewicht rasch und schmerzlos so weit reduzieren, wie Sie möchten. Sie müssen es nur richtig machen. Ich fahre mit

sehr hoher Trittfrequenz, etwa 95, belaste meine Knie also
nur gering. Radfahren erhöht die Elastizität und Spannkraft,
Sie wirken, handeln und fühlen sich daher jung. Ich fahre
ein Rad aus Carbonfasern mit leichten Carbonfaserrädern.
Das ist zwar teuer, doch besser hätte ich nicht in meine Gesundheit investieren können.

Hügeliges Gelände

Wenn es in Ihrer Gegend keine Berge gibt, wandern Sie in
einem Park oder in hügeligem Gelände. Wenn Sie sich auf
den Hügeln dann noch etwas mehr fordern, ergibt sich ein
natürliches Intervalltraining.

Inlineskaten

Wenn Sie ein gutes Gleichgewicht und Zugang zu einer
sicheren, glatten Fläche haben, ist Inlineskaten ein tolles
Workout für Übergewichtige, weil es Körpergewicht neutra-
lisiert. Sie können sich fordern, ohne wie beim Laufen durch
die Stoßwirkung Schaden anzurichten.

Stand-up-Paddling

Stand-up-Paddling ist zwar eher Spiel als Training, gewinnt
aber als Sportart immer mehr an Beliebtheit, denn es ist ein
wirksames aerobes Workout für Rumpf und Oberkörper.
Nehmen Sie Unterricht in der Hawaii-Technik, dann werden Sie bald durchs Wasser pflügen, eine Tonne Kalorien
verbrennen, Ihr Gleichgewicht sowie Bauch-, Rücken-, Bein-
und Armmuskeln trainieren. Ich habe stets ein wasserfestes
GPS dabei und strebe zehn Kilometer pro Stunde an. Nehmen Sie ein paar Übungsstunden! Sie werden *dahinflitzen!*

Sorgen Sie für Gesellschaft

Gesellschaft erhöht die Motivation zum Trainieren wie kaum etwas anderes. Suchen Sie sich Freunde zum Trainieren oder nehmen Sie an Wettbewerben für einen wohltätigen Zweck teil. In vielen Sportarten, wie Mountainbiken, Rennradfahren oder Langlaufen, gibt es große Events mit Volksfestcharakter, die weitaus mehr Spaß machen als eine kaloriengeladene Cocktail-Party. Sie sollen Spaß am Training haben!

Häufige Fragen

Kann ich Mittag- und Abendessen tauschen?
Nein. Der Zeitpunkt der Kalorienaufnahme ist wirklich wichtig. Das Mittagessen kurbelt Ihren Stoffwechsel an, damit Sie tagsüber mehr Kalorien verbrennen und Energie für das Workout haben.

Kann ich Zwischenmahlzeiten essen?
Ja, wenn es nötig ist, aber ein gut zusammengestelltes Mittagessen wird Sie vermutlich für den Nachmittag sättigen. Essen Sie nur, wenn Sie hungrig sind.

Was kann ich im Restaurant bestellen?
Halten Sie sich an Gemüse, mageres Eiweiß – wie Hähnchen, Pute oder Fisch – und Getreide mit niedriger GL. Die Wahl im Restaurant kann entscheidend für Ihre Diät sein. Wählen Sie wenn möglich japanische oder frische mexikanische Küche. Meiden Sie Italiener, Chinesen und Steak-Restaurants. Verzichten Sie auf Brot vor dem Essen und nehmen Sie stattdessen Eiweiß zu sich.

Eine Stufe höher

Nach sechs Wochen in Phase II wechseln Sie zu Phase III. Auch hier gilt: Wenn Sie versucht sind aufzugeben, gehen Sie vorzeitig zu Phase III über, anstatt zu Ihren alten Essgewohnheiten zurückzukehren. Die unglaublich wertvollen Nahrungsmittel in Phase III sind Grundnahrungsmittel, die Sie ein Leben lang begleiten können. Machen Sie sich noch in Phase II mit ihnen vertraut und bauen Sie sie mittags ein. Verwenden Sie für die Mittagsmahlzeit in Phase II auch Rezepte aus Phase III. *Bon appétit!*

Phase III

Leben wie die Azteken

Mittlerweile sind Sie mindestens zwei Monate mit der Aztekendiät unterwegs. Dafür dürfen Sie sich gratulieren! Sobald Sie Ihr Idealgewicht erreicht haben, wird die Aztekendiät jetzt dafür sorgen, dass Sie es auch halten. In Phase III kehren Sie zu drei Mahlzeiten pro Tag zurück; das ist einerseits eine Belohnung, andererseits der gefährlichste Teil jeder Diät, wo viele im Triumph ihres Erfolges rasch wieder alles zunehmen. Ihnen wird das nicht passieren.

Das Programm

Um Sie vor gefährlichen Fallen zu schützen, wollen wir Ihnen die besten Nahrungsmittel aller Zeiten vorstellen. Sie bilden das Herzstück der Aztekendiät: sättigende und köstliche Rezepte aus nährstoffreichen Zutaten, die Ihnen jahrelang schmecken werden. Es gibt keine bestimmte Zeit, wann Sie zu Phase III übergehen sollen, denn diese ist nicht auf Gewichtsabnahme, sondern auf Erhalt ausgelegt. Betrachten Sie Phase III als Anleitung, wie Sie in Zukunft essen sollen.

Hier erfahren Sie nicht bloß, was Sie essen sollen, sondern auch, woher diese erstaunlichen Nahrungsmittel kommen und warum sie so gut für Sie sind. Im Kapitel »Besonders wertvolle Nahrungsmittel« finden Sie unzählige Tabellen zu allen Nahrungsmittelgruppen, denen Sie Zahlen zu glykämischer Last, Entzündung, Omega-3-Fettsäuren und anderen wichtigen Nährstoffen entnehmen können. Nicht alle Tabellen enthalten die gleichen Angaben, denn für jede Nahrungsmittelgruppe sind andere Werte wichtig.

Phase III – ein Leben lang gesund essen

Frühstück: Mageres Protein (z. B. Frittata oder Chia-Smoothie)

Mittagessen: Gemüse und mageres Eiweiß wie asiatischer Geflügelsalat oder Maissuppe

Abendessen: Frühe, leichte Mahlzeit wie Lachs mit Grünkohl oder Quinoa

Trinken Sie gelegentlich Chia-Smoothies als Mahlzeitenersatz, um nach besonderen Anlässen wieder auf Kurs zu kommen, oder regelmäßig als gesundes Frühstück.

Fügen Sie Chia zu Backwaren und Getreidegerichten hinzu, verwenden Sie Chia zum Panieren von Fleisch oder Fisch oder streuen Sie die Samen über Müsli oder Joghurt.

Nun ist es auch ein guter Zeitpunkt, den Fragebogen im Anhang nochmals auszufüllen. Wiederholen Sie das erneut in sechs Monaten. Sie wissen vermutlich schon, was dabei herauskommen wird, denn Sie sollten sich mittlerweile fabelhaft fühlen. Die Entzündungen in Ihrem Körper wurden gelöscht, Beschwerden wie Asthma, Arthritis, Reizdarm und Kopfschmerzen sind also vermutlich ebenso zurückgegangen. Ihre Zellmembranen und Neuronen sind weich wie Seide; dem Schmerz im Körper wurde die Nahrung entzogen. Ihr Stoffwechsel läuft wie ein fein eingestellter Motor. Wenn nun alle Marker für chronische Erkrankungen verschwunden sind, sind Sie bereit für Bewegung, eine wichtige Waffe im Kampf gegen Gewichtszunahme. Wenn Sie noch nicht begonnen haben, gibt es nun keine Ausrede mehr. Ihre Muskelspeicher sind voll. Die großen Zuckerschwankungen vorüber. Ihre Leistungsfähigkeit war noch nie so groß. Sie werden Bewegung also nicht länger verabscheuen; Sie werden sie *lieben*. Wenn Sie nie Sport treiben, entschließen Sie sich zumindest zu einem flotten Nachmittagsspaziergang in hügeligem Gelände.

Wie Bewegung ist auch der Chia-Smoothie essentiell. In den kommenden Kapiteln werden Sie lernen, großartige Lebensmittel für Ihre Mahlzeiten auszuwählen, doch ab und zu werden Sie weiterhin gerne eine Mahlzeit durch einen Smoothie ersetzen. Wenn Sie nicht mit der Familie oder mit Freunden essen, trinken Sie abends einen Smoothie, damit Ihr Verdauungssystem während des Schlafs nicht belastet wird. Wenn Sie einen Abend in Ihrem Lieblingsrestaurant kompensieren müssen, nehmen Sie am nächsten Morgen einen Chia-Smoothie zu sich.

So gewappnet wird Sie nichts mehr aus der Bahn werfen, keine Hochzeit, kein Urlaub, keine Essenseinladung. Sie sind nun endlich von der Tyrannei des Essens befreit. Sie erlangen mit jedem Tag mehr Selbstkontrolle und Selbstbewusstsein. Nun können Sie den reichen Schatz an Nahrungsmitteln erkunden, der weiterhin Ihr Leben, Ihr Wohlbefinden und Ihre Zukunftsaussichten verbessern wird. Ein abwechslungsreicher Speiseplan macht Sie satt und stellt

Ihrem Körper eine größere Bandbreite an Nährstoffen zur Verfügung.

Inspiration Aztekenparadies

Die wichtigsten Nahrungsmittel in diesem Buch stammen von den alten Azteken, denn deren Feldfrüchte waren wohl die besten, die je kultiviert wurden. Einige hochwirksame Nahrungsmittel – Mais, Kürbis, Bohnen, Amarant und Chia – lieferten alles, was die Azteken brauchten, um nicht bloß zu überleben, sondern zu florieren. Die Azteken waren begnadete Bauern. Hinzu kamen ein guter Boden und ideales Klima, um diese unglaublich nährstoffreichen Feldfrüchte hervorzubringen, die randvoll mit Mikronährstoffen, Ballaststoffen, Omega-3-Fettsäuren, Antioxidantien und sekundären Pflanzenstoffen waren. Das auffälligste Merkmal dieser Feldfrüchte war jedoch der hohe Proteingehalt. Einige, zum Beispiel Chia, liefern vollständiges pflanzliches Eiweiß. Um als vollständiges Eiweiß zu gelten, muss ein Nahrungsmittel einen Aminosäurewert (AAS) von mindestens 100 haben. Chia liegt bei 115. Andere ihrer Nahrungsmittel, zum Beispiel Mais, liefern beinahe vollständiges Eiweiß, das die Azteken leicht durch Zusatz von Limone und Bohnen oder Amarant ergänzten.

In China dominiert im Gegensatz dazu seit Langem der Reis, der sehr wenig Eiweiß und wenige Nährstoffe enthält und das Diabetesrisiko erhöht. Amerika und Europa leben in erster Linie von Weizen, der im Vergleich zu den Aztekengetreiden ernährungsphysiologisch weniger wertvoll ist und in seiner industriell bearbeiteten Form zu einer noch nie da-

gewesenen weltweiten Gewichtszunahme beigetragen hat.
Reis und Weizen enthalten viele Kalorien und wenige Nährstoffe.

Bernard R. Ortiz de Montellano[1], Privatdozent für Wissen-
schaft und Technik an der Wayne State University, schrieb
dazu:»Die bei den Azteken übliche Kost erfüllte alle ernährungsphysiologischen Bedürfnisse, einschließlich der nach
Vitaminen und Mineralstoffen, und die Eiweißqualität war
ziemlich gut.«

Diese Kost verlieh den Azteken beinahe übermenschliche
Ausdauer und die Kraft, sich zur dominanten Streitmacht in
der westlichen Hemisphäre zu entwickeln, wo sie das größte
und wohlhabendste Reich errichteten. In Spanien, Frank-
reich und England war die Ernährung im 16. Jahrhundert
vielerorts schlecht. Die Menschen wurden von Krankheiten
geplagt, ihr Leben war kurz und von Schmerzen geprägt. Auf
der anderen Seite des Ozeans kannten die Azteken zur selben
Zeit kaum Krankheiten und übertrafen ganz Europa in der
Produktion von Nahrung. Das Hochtal von Mexiko war da-
mals einer der besten Orte der Welt, um Nahrungsmittel an-
zubauen. Von zwei schneebedeckten Vulkanen, die in Dunst
gehüllt waren, floss das Wasser in ein riesengroßes Becken,
das von miteinander verbundenen Wasserwegen durchzogen
wurde.

Das Leben in Tenochtitlan, der Hauptstadt der Azteken,
war so angenehm, wie man es sich vorstellen kann, denn das
Umland war ein landwirtschaftliches Paradies. Hochtäler in
unterschiedlichen Höhen brachten unterschiedliche Feldfrüchte hervor. Die Azteken waren auch nicht weit von den
tropischen Früchten der Pazifik- und Atlantikküste entfernt,
genau am Schnittpunkt der landwirtschaftlichen Zonen der

nördlichen und südlichen Hemisphäre. Damit wurde das Hochtal von Mexiko zu einem der besonders begünstigten Plätze dieser Erde mit einem unermesslichen Reichtum an essbaren Wild- und Kulturpflanzen. Die Vulkanasche erhöhte die Fruchtbarkeit des Bodens, speicherte Feuchtigkeit und reicherte die Kulturpflanzen mit verschiedensten Mineralstoffen an. Das Land war fruchtbar wie das Nildelta, wies aber viel mehr unterschiedliche Höhenlagen, Böden, Wetterlagen und Feldfrüchte auf.

Jäger und Sammler aus ganz Nordamerika kamen ins Reich der Azteken. Die Stämme brachten ihre besten Feldfrüchte, Werkzeuge und Techniken mit und teilten ihr kulturtechnisches Fachwissen. Diese Migration vereinte die bestmöglichen Feldfrüchte auf den vielfältigsten landwirtschaftlichen Flächen sowie erfahrene und fachkundige Bauern. Das Resultat waren die gesündesten, nährstoffreichsten Nahrungsmittel dieser Erde.

Essen wie Azteken

Die Lebensmittel der Aztekendiät sind weder fremd noch merkwürdig. Die Aztekendiät war in vielerlei Hinsicht die beste, reinste, die *ursprüngliche* amerikanische Ernährungsweise.

Sehr wahrscheinlich belasten Sie sich täglich unbewusst mit Hunderten von zusätzlichen Kalorien und Dutzenden Extragramm Fett und Zucker. Durch diese Fett- und Zuckerlast verschenken Sie eine große Chance, denn Sie bringen sich um die Gelegenheit, großartige Mikronährstoffe zu tanken, die Sie vor Krankheiten schützen und Ihr seelisches

Befinden verbessern. Wenn Sie so wie die meisten Zeitgenossen leben, würde ich wetten, dass Sie zu viele Kalorien und viel zu wenige Grundnährstoffe zu sich nehmen. Durch eine effizientere Ernährung können Sie Tausende unnötige Kalorien, Zucker und Fett streichen und die Mikronährstoffe vervierfachen, die zu einem optimalen Wohlbefinden führen.

Azteken hätten sich nicht effizienter ernähren können. Nach einem von Ernährungsforscherin Sonja Atkinson erstellten Profil umfasste die ursprüngliche Ernährung der Azteken:

- wenige Fette und Öle
- keinen raffinierten Zucker
- rotes Fleisch in begrenzten Mengen
- viel Obst und Gemüse
- keinen Weizen
- außergewöhnlich gesunde Mehle, wie Amarant
- Kräutertees anstelle von Kaffee
- weder Milch noch Käse

Einige von Ihnen sagen sich jetzt vielleicht:»Schön für die Azteken, aber ich könnte niemals auf Milch, Käse, Weizen und rotes Fleisch verzichten.« Das ist in Ordnung! Ich verlange nicht, dass Sie komplett darauf verzichten, wenn Sie nicht möchten oder wenn Sie eine Horde wählerischer Kids ernähren müssen. Die Aztekendiät ist so effizient, dass Sie einige der weniger gesunden Lebensmittel in Ihrem Haushalt durch ein Gegenstück aus der Azteken-Ernährung ersetzen und damit insgesamt eine radikale Verbesserung erreichen können.

In den folgenden Kapiteln werden Sie zahlreiche Tools finden, die Ihnen die Nahrungsmittelauswahl erleichtern:

- Nährstofftabellen für jede Nahrungsmittelgruppe
- eine einfache Austauschtabelle, mit der Sie minderwertige Kohlenhydrate durch Aztekennahrung ersetzen können
- eine Liste mit den wertvollsten Nahrungsmitteln, die im Mittelpunkt Ihrer Ernährung stehen sollten
- Speiseplan für zwei Wochen
- Rezepte für alle Mahlzeiten dieses Speiseplans

Nahrungsmittel unter der Überschrift »Die wertvollsten Nahrungsmittel« liefern die meisten Nährstoffe und am wenigsten Minderwertiges. Damit meine ich die geringste Menge Zucker bei Getreide, Früchten und Gemüse und die geringste Menge Fett bei Proteinen. Sie können Ihre Mahlzeiten nährstoffreich gestalten, ohne dass sie kalorienreich sind und zu Übergewicht führen. So sparen Sie jede Woche Tausende Kalorien nur durch eine kluge Auswahl.

Forschungen zeigen, dass mit einer größeren Auswahlmöglichkeit von Nahrungsmitteln auch der Taillenumfang zunimmt. Damit Sie nicht in die Irre geleitet werden, führt Sie die Aztekendiät zurück zu Grundnahrungsmitteln, die satt, leistungsfähig, schlank und gesund machen. Es gibt viele abwechslungsreiche Gerichte, die Sie mit herkömmlichen Lebensmitteln zubereiten können, ganz ohne komplizierte Einkaufslisten. Studieren Sie das nächste Kapitel, um diese besonders wertvollen Nahrungsmittel kennenzulernen, und greifen Sie zu!

Auf einen Blick

- Phase III ist kein Diät-, sondern ein Konsolidierungs-
  programm, eine Anleitung für ein dauerhaftes gesundes Leben
- Essen Sie drei Mahlzeiten pro Tag mit dem Augenmerk
  auf Gemüse, Früchte, mageres Eiweiß und Getreide
  mit niedriger GL
- Trinken Sie gelegentlich Chia-Smoothies als Mahlzeitenersatz, um nach besonderen Anlässen wieder auf
  Kurs zu kommen, oder regelmäßig als gesundes Frühstück
- Fügen Sie Chia zu Backwaren und Getreidegerichten
  hinzu, verwenden Sie Chia zum Panieren von Fleisch
  oder Fisch oder streuen Sie die Samen über Müsli oder
  Joghurt
- Treiben Sie täglich Sport
- Schlafen Sie gut

Besonders wertvolle Nahrungsmittel

Diese Nahrungsmittel bilden das Herzstück der Aztekendiät. Nehmen Sie diese Tabellen immer wieder her, bis Sie genau wissen, welche Auswahl zu optimalem Aussehen und Wohlbefinden führt. Ich verwende sie täglich!

Nahrungsmittelbewertung im Überblick

In diesem Abschnitt gibt es eine Tabelle für jede Nahrungsmittelgruppe, die nur die für diese Gruppe relevanten Werte enthält. Der Fettanteil ist beispielsweise für die Auswahl von Fleisch wichtig, die ANDI-Werte helfen dagegen, die nährstoffreichsten Gemüse zu finden. Wenn Sie mehr über Bewertungskategorien wissen möchten, können Sie zurück zum Kapitel »Nahrungsmittelbewertung« blättern.

Die gesündesten Nahrungsmittel finden Sie ganz oben in den Tabellen; nach unten hin werden die Werte niedriger. Unsere Favoriten sind in jeder Tabelle fett gedruckt. Diese Top-Nahrungsmittel wurden am Ende des Kapitels in einer Liste zusammengefasst.

Die Tabellen bieten entscheidende Informationen im Überblick, doch auf jede folgt eine genauere Betrachtung dieser

Nahrungsmittelgruppe. Im Kapitel »Mahlzeiten und Rezepte« finden Sie einen Beispiel-Speiseplan für zwei Wochen unter Verwendung der besten Aztekennahrung sowie Rezepte für alle darin enthaltenen Speisen.

Protein hat Priorität

Top-Proteine in der Aztekendiät:

- Wildlachs
- Naturjoghurt
- Truthahn
- Bio-Hähnchen
- Rindfleisch aus Weidehaltung
- schwarze Bohnen
- Chia
- Quinoa

Jede gute Ernährung baut auf Protein auf. Eiweiß ist nicht nur für die Erhaltung der Muskeln wichtig, es schützt Sie auch vor übermäßigem Essen.

Wenn Sie mit einem Bärenhunger essen gehen, könnten Sie dann drei Teller Nudeln oder eine ganze Pizza verputzen? Viele von uns können das. Doch könnten Sie vier ganze Fische essen? Vermutlich nicht. Betrachten Sie Protein bei der Gewichtsabnahme wie einen guten Freund.

Die Konzentration auf Protein war die Basis von Robert Atkins gewaltigem Erfolg. Seine Diät sah große Mengen sättigenden Proteins vor und strich die meisten Kohlenhydrate, die glykämische Last sank gewaltig. Atkins wurde zwar zu

125

seinen Lebzeiten angefeindet, doch neuere Studien zeigen, dass Diäten mit höherem Proteinanteil funktionieren. Es kann immer zu viel des Guten sein – zu viel Protein entzieht den Knochen Kalzium, wie mehrere Studien zeigen[1]. Bei gesunden Personen kann eine Erhöhung des Eiweißanteils auf 20 bis 25 Prozent der Kalorien das Risiko für Herzerkrankungen verringern, wenn Kohlenhydrate wie Weißbrot, weißer Reis oder zuckerhaltige Getränke dadurch ersetzt werden. Bei einer Diät mit 1200 Kalorien sind 25 Prozent nicht mehr als 66 Gramm – nicht zu viel –, versuchen Sie also, den Eiweißanteil ein Viertel Ihrer Nahrung ausmachen zu lassen.

Wenn Sie minderwertige Kohlenhydrate und gefährliche Fette durch Protein ersetzen, sollten Sie Nahrungsmittel wählen, die ein Maximum an Protein und möglichst wenig Fett enthalten, sodass das Eiweiß nicht zusätzliche Kalorien aufweist. In der nachfolgenden Tabelle sind Fleischarten nach ansteigendem Fettanteil aufgelistet, die effizientesten stehen also ganz oben in der Liste. Fett gedruckt sind jene, die wir am eindringlichsten empfehlen.

Proteine

Fleisch/Eier	AAS (Amino-säurewert)	Omega-6 (mg)	Kalo-rien	Fett (g)	% Fett
Eiweiß (Ei)	145	0	16	0,1	3
Putenbrust, ohne Haut	145	113	117	0,7	5
Hähnchen-brust, ohne Haut	136	500	150	4	20
Pute, dunkles Fleisch, ohne Haut	145	882	135	4	24
Schwanzrolle vom Rind	94	115	143	4	25
Schweinefilet	150	378	102	3	28
Schweineko-telett, Lende	151	393	120	4	31
Frikadelle aus 95 % magerem Rindfleisch	85	194	139	5	33
Lammfleisch	141	510	190	8	36
Rumpsteak	94	212	190	8	36
Clubsteak	94	178	164	7	36

Flanksteak	94	165	162	6	39
Sirloin-Steak	94	224	180	8	41
Hähnchen, dunkles Fleisch, ohne Haut	136	1515	166	8	43
Hähnchen- schenkel, ohne Haut	136	1764	180	10	47
Frikadelle aus 70 % magerem Rindfleisch	49	297	202	13	59
1 großes Ei	132	1169	102	7	66
Filet Mignon vom Rind	144	553	281	22	69
Speck	124	163	453	36	70
Salami	120	2257	286	23	72
Schweine- kotelett, mit Knochen	141	2354	291	24	73
Hochrippe	144	697	349	30	77

Hinweis: Alle Werte gelten für Portionen von 85 g, wenn nicht anders angegeben.

Genauer betrachtet

Das gesündeste Fleisch besteht aus magerem Eiweiß mit sehr wenig Fett. Ganz oben stehen hier ganz klar Pute und Hähnchen ohne Haut. Rotes Fleisch wie Rumpsteak oder mageres Hackfleisch enthält auch überraschend wenig Fett. Die Zahlen bringen einige Überraschungen. Hähnchen wird zwar als fettarm angesehen, liefert jedoch relativ viele Omega-6-Fettsäuren, was bei magerem Rindfleisch nicht der Fall ist. Und Hähnchenfleisch ist nicht in jedem Fall fettarm – dunkleres Fleisch enthält 1515 mg Omega-6-Fettsäuren und 43 Prozent Fett!

Eier wurden zu Vergleichszwecken in diese Tabelle aufgenommen. Eier sind kostengünstige, effiziente Proteinlieferanten mit relativ wenigen Omega-6-Fettsäuren und sehr hoher Eiweißqualität bei einem hohen Aminosäurewert von 132. Besonders Eiweiße haben viel zu bieten: drei Prozent Fett mit nur 16 Kalorien und einen Aminosäurewert von 145!

Die Fleischsorten am Ende der Liste enthalten nicht nur sehr viel Fett und viele Omega-6-Fettsäuren, sie sind auch stark entzündungsfördernd. Essen Sie also beim Grillfest ab und zu ein Würstchen, bleiben Sie aber ansonsten bei magerem Putenfleisch.

Eine Harvard-Studie aus dem Jahr 2011 zeigt, dass eine kohlenhydratreiche Ernährung, die zudem viel tierisches Eiweiß und Fett enthält, bei Männern in direktem Verhältnis zum Risiko für Typ-II-Diabetes steht.[2]

129

Auch hier lagen die Azteken richtig. Tierisches Eiweiß bekamen sie in erster Linie vom Truthahn, der allen anderen tierischen Eiweißlieferanten weit überlegen ist. Sie können einen Burger mit 59 Prozent Fett essen oder Putenfleisch (gebraten, keinen Aufschnitt) mit nur acht Prozent! Hier eine Aufstellung der beeindruckenden Vorzüge der Pute:

- geringster Fettanteil, nur ein Viertel des Fettgehalts von Hähnchen
- geringster Omega-6-Gehalt, beinahe nur ein Fünftel von Hähnchen
- geringster Fettanteil insgesamt
- geringster Anteil an gesättigtem Fett
- am besten sättigend
- mit einem Aminosäurewert von 145 eine erstaunliche Eiweißqualität

Fisch

Die gesundheitlichen Vorteile durch Fischkonsum können gar nicht genug betont werden. Die erstaunliche Menge an Aminosäuren bedingt die phänomenale Eiweißqualität des Fisches, dazu enthält er noch tonnenweise Omega-3-Fettsäuren, die gut für Herz und Hirn und außerdem entzündungshemmend sind. Giftstoffe können jedoch so manchen Fisch zu einer riskanten Sache machen. Lassen Sie sich aber davon nicht abschrecken. Ich werde Ihnen sagen, welchem Fisch Sie auf Ihrem Speiseplan Priorität einräumen und welchen Sie meiden sollten. Unsere Top Ten sind wiederum fett markiert.

Fisch/ Krustentiere	Omega-3 (mg)	Protein (g)	EW	AAS	ANMER-KUNGEN
Pazifischer Wildlachs	1820	22	582	148	reich an B12, Selen
Makrele (Atlantik) (zu meiden: Königsmakrele – hohe Quecksilberbelastung)	1200	20	510	148	reich an B12
Forelle	1170	23	210	148	reich an B12
Lachs (Konserve)	1070	24	390	146	reich an B12, Selen
Anchovis (Dose) (hoher Natriumgehalt)	950	13	461	148	reich an Selen
Schwarzer Zackenbarsch (frisch)	730	20	334	148	reich an Selen
Miesmuscheln (blau)	740	20	268	107	sehr viel B12, Selen, Mangan
Austern (roh)	630	8	333	106	sehr viel B12, viel Selen, Eisen, Zink
Heilbutt	570	23	75	148	reich an Selen
Jakobsmuscheln	330	20	138	k. A.	reich an Selen

Nur gelegentlich verzehren:

Fisch/ Krustentiere	Omega- 3 (mg)	Protein (g)	EW	AAS	ANMER- KUNGEN
Garnelen	295	18	98	113	reich an Nahrungs-cholesterin
Languste	454	22	67	113	
Krabben (blau)	467	17	172	113	von EDF wird nur die Alaska-Königskrabbe empfohlen
Kabeljau (Atlantik)	146	19	69	148	häufig frittiert oder in zu viel Butter gebacken
Atlantischer Zuchtlachs	1921	19	−184	148	
Schwertfisch	898	22	307	148	zu viel Queck-silber, sollte laut EDF nicht von Frauen im gebär-fähigen Alter ver-zehrt werden
Aal	712	20	48	148	zu viel Quecksil-ber und PCB
Blauflossen-Thunfisch	1414	25	k. A.	148	sehr viel Queck-silber und PCB
Gelbflossen-Thunfisch	264	26	116	148	Quecksilber grenzwertig; nur einmal pro Woche
Weißer Thun-fisch (Konserve)	808	20	345	148	von EDF beschränkt we-gen Quecksilber

132

Thunfisch (in Wasser eingelegt)	239	22	138	148	
Tilapia	202	22	63	124	Die meisten in Europa verkauften Tilapia stammen aus Asien oder Lateinamerika, wo die Umweltgesetzgebung meist weniger streng ist.

Hinweis: Alle Werte gelten für Portionen von 85 g, gegart, wenn nicht anders angegeben. Die als besonders wertvoll gekennzeichneten Fische und Krustentiere können auch vier Mal oder öfter pro Woche verzehrt werden.

Genauer betrachtet

• Pazifischer Wildlachs oder Königslachs ist schwer zu übertreffen. Dieser Fisch enthält erstaunliche Mengen an Antioxidantien, die meisten Omega-3-Fettsäuren und hat die höchste Eiweißqualität unter Fischen, Fleisch und Geflügel.
• Die Forelle gehört zu den fünf gesündesten Fischen und wurde als einziger Fisch von den Azteken gegessen.
• Lachskonserven sind die wirtschaftlichste Lösung für Fisch hoher Qualität. Roter Lachs in Konserven ist fast immer Wildlachs, der weit weniger Quecksilber als Thunfisch enthält.
• Im Allgemeinen ist Wildfisch besser, doch Zuchtweichtiere sind die nachhaltigste Form der Aquakultur und enthalten meist die geringsten Quecksilbermengen, daher stehen blaue Miesmuscheln auf der Liste relativ weit oben.

133

Niedrige Omega-3-Werte:

Nicht jeder Fisch enthält viele Omega-3-Fettsäuren. Salzwasserfisch produziert Omega-3-Fettsäuren als Reaktion auf kaltes Wasser zum Schutz vor der Kälte. In Hawaii leben Fische in warmem Wasser, wo sie keine Omega-3-Fettsäuren produzieren müssen. Krustentiere leben in seichteren, wärmeren Gewässern. Sie müssen sich vom niedrigen Omega-3-Gehalt nicht abschrecken lassen; viele dieser Fische, zum Beispiel Kabeljau, liefern wertvolles fettarmes Protein.

Bedenkliche Fischsorten:

- Atlantischer Zuchtlachs enthält mehr Dioxine und Schadstoffe als Wildlachs. Auch der Anteil an Omega-6-Fettsäuren ist hoch: 566 mg im Vergleich zu Pazifischem Königslachs mit 116 mg.
- Schwertfisch enthält zu viel Quecksilber. Er sollte laut EDF nicht von Frauen im gebärfähigen Alter verzehrt werden.
- Aal wird in Sushi-Restaurants zwar häufig verwendet, enthält aber zu viel Quecksilber und/oder PCB. Das gilt für alle Arten.
- Blauflossen-Thunfisch enthält sehr viel Quecksilber und PCB.
- Gelbflossen-Thunfisch ist hinsichtlich der Quecksilberwerte grenzwertig. Der Verzehr sollte auf einmal pro Woche beschränkt werden.
- Weißer Thunfisch in Konserven sollte laut EDF wegen des hohen Quecksilbergehalts ebenfalls nur in Maßen verzehrt werden.
- Thunfisch-»light«-Konserven erhalten keine Beschränkung, doch dieser Fisch enthält nur 239 mg Omega-3-Fettsäuren. Erwägen Sie Lachskonserven als Alternative. Wenn Sie

Thunfischkonserven kaufen, wählen Sie die »Light«-Version in Wasser, nicht in Öl.

Vegetarisches Eiweiß

Bedenken Sie, dass Fisch und Fleisch nicht die einzigen Eiweißlieferanten sind. Von Zeit zu Zeit genehmige ich mir einen großen saftigen Hamburger, weil ich meine, ich hätte zu wenig Protein zu mir genommen. Doch bedenken Sie: Der Aminosäurewert (AAS) eines Hamburgers (zu 70 Prozent mager) beträgt nur 49, weil er wenig von der wichtigen Aminosäure Tryptophan enthält. Schwarze Bohnen dagegen kommen auf einen AAS von 103 und übertreffen damit die Richtgröße für vollständiges Eiweiß (AAS: 100). Der Großteil der Weltbevölkerung lebt von einer Kombination Getreide-Hülsenfrüchte, die vollständiges Eiweiß liefert, und hat weit geringere Raten von Diabetes, Adipositas, Herzleiden, Schlaganfall und Krebs aufzuweisen als westliche Länder. Entscheidend ist, dass vegetarisches Eiweiß eine wesentlich bessere Wahl sein kann als viele Sorten Fleisch, mit Protein von einer wesentlich höheren Qualität. Sehen Sie sich die Tabellen für Bohnen und Hülsenfrüchte (Unterkapitel Bohnen und andere Hülsenfrüchte) und die Werte für vegetarisches Eiweiß an.

Getreide – geliebter Seelentröster

Die allerwichtigste Erkenntnis in diesem Buch ist, dass wir alle die *falschen* Getreide essen. Zunächst führte uns der Anti-Fett-Wahn gehörig in die Irre. Viele von uns interpretierten die düsteren Warnungen vor fettreicher Nahrung als Erlaub-

135

nis zum ganztägigen Kohlenhydratverzehr. Kohlenhydrate enthalten wenig Fett, dachten wir, also müssen sie gesund sein, oder? Falsch. Die Getreide, die die meisten von uns essen, erhöhen die glykämische Last und damit auch unser Gewicht enorm. Kohlenhydratarme Diäten sind erfolgreich, weil sie die glykämische Last senken, doch Harvard-Forscher betonen, auch das Weglassen aller Kohlenhydrate sci ein Fehler. Die *richtigen* Getreide sind gesund, und wir brauchen sie. Essen Sie die richtigen Getreide, und Sie bekommen Ihre Taille und Ihre Gesundheit in den Griff. Hier sind unsere Top Ten unter den Getreiden.

Getreide

Getreide	Glykämische Last	Ballaststoffe (g)	Protein (g)	AAS (Aminosäurewert)
*Chia, 55 g	2	22	8	115
Weizenkleie, 30 g	2	12,5	4,5	76
Bulgur, gegart, 90 g	6	4	3	54
Weizenvollkornnudeln, gegart, 70 g	7,5	3	3,5	43
*Quinoa, gegart, 90 g	9	2,5	4	106

Weizen-keimbrot, 2 Scheiben	10	6	12	k. A.
*Mais-Tortilla, 2 Stück	10	4	2	56
*Amarant, gegart, 125 g	10,5	2,5	4,5	108
Naturreis, gegart, 100 g	11	2	2	75

*Aztekennahrung

Genauer betrachtet

Von den besten Stärkelieferanten der Welt hatten die Azteken fünf! Kein Wunder, dass sie mit so einer hochkarätigen Ernährung die westliche Hemisphäre dominierten. Gesunde Stärkelieferanten wie die der Azteken verfügen über drei entscheidende Eigenschaften: Protein, niedrige glykämische Last und Antioxidantien.

1. Protein:

Aztekengetreide sind fettarme Eiweißlieferanten ohne Cholesterin oder tierische Fette, was die hohe Leistungsfähigkeit und den schlanken Körperbau der aztekischen Krieger, Bauern, Bauleute und Arbeiter erklärt. Protein ist entscheidend für die Entwicklung des Gehirns und den Muskelerhalt. Chia und Amarant sind vollständige Proteine mit einem AAS von mehr als 100. Sie schlagen damit viele Fleischsorten.

137

2. Niedrige glykämische Last:
Aztekengetreide haben eine außerordentlich niedrige glykämische Last. Getreide hat mehr als 80 Prozent der täglichen Kalorien der Azteken ausgemacht, dennoch blieben sie schlank, weil es zu keinen Blutzuckerspitzen kam und ihr Stoffwechsel nicht mit Zucker überschwemmt wurde. 2 EL Chia weisen eine glykämische Last von nur 1 auf.

3. Antioxidantien:
Einige der Aztekengetreide enthalten große Mengen gesunder Omega-3-Fettsäuren und sehr viele Antioxidantien. In den Omega-3-Fettsäuren befinden sich auch sekundäre Pflanzenstoffe und fettlösliche Vitamine, die entzündungshemmend wirken und die oxidative Belastung senken. Chia enthält mehr Omega-3-Fettsäuren als jedes andere landwirtschaftliche Produkt. Vergleichen Sie den entzündungshemmenden Wert mit jenem häufigerer Getreide:

- Weizenmehl: −421
- Reis: −153
- Chia: +77

Wir möchten, dass Sie einen Wert von 50 oder mehr pro Tag erreichen. Das können Sie mit einer einzigen Portion Chia schaffen.

Die Getreide in der vorherigen Tabelle belasten die Insulinproduktion oder Glukosespeicherung Ihres Körpers nicht. Ihre geringe glykämische Last und der hohe Ballaststoffgehalt machen ein Überessen schwierig, anders als bei westlichen Getreidesorten. Die enthalten beinahe keine Ballaststoffe, rufen starke Blutzuckerschwankungen hervor, passieren den Verdauungstrakt rasch und erzeugen ein Verlangen nach mehr. Wenn Sie aus diesem Buch nur einen Rat beherzigen, dann diesen: Ersetzen Sie Produkte aus Auszugsmehlen durch Aztekengetreide. Auch wenn Sie sonst nichts an Ihrer Ernährung ändern, wird alles anders werden.

Die erste Tabelle enthält Werte für die glykämische Last von kohlehyratreichen Nahrungsmitteln, vor allem Stärkelieferanten. Keines dieser Nahrungsmittel ist einzeln sehr schlecht für Sie. Wenn Sie jedoch mehr davon pro Tag essen, ergibt sich eine große glykämische Last und daraus ein Risiko für Adipositas oder sogar Typ-II-Diabetes. Die zweite Tabelle enthält Werte für die glykämische Last von mehreren Nahrungsmitteln der Azteken. Um Ihr Gewicht (und Ihre Gesundheit!) zu erhalten, sollte Ihre gesamte glykämische Last unter 100 pro Tag liegen. Wenn Sie abnehmen möchten, bleiben Sie unter 50 pro Tag.

Kohlenhydratbomben

Stärkelieferant	GL
Croissant	31,5
Pommes frites, 100 g	33,3
Baguette, 1 dicke Scheibe	33
Salzstangen, 10 Stück	32
Kartoffel, mehlig, 150 g	28
Spaghetti, angereichert, 140 g	24

Stärkelieferant	GL
Weißer Reis, 195 g	24
Reisnudeln, 175 g	20
Gesamt	225,8

Viel gesündere Nahrungsmittel

Aztekennahrung	GL
Chia, 30 g	1
Paprika (rot, roh) 150 g	3
Guacamole, 85 g	2
Grüne Bohnen, 100 g	1,5
Cashewnüsse, 30 g	3
Mais-Tortilla, 1 Stück	5
Amarant, 100 g	9
Zuckermais, 1 Kolben	9
Schwarze Bohnen, 170 g	14
Süßkartoffel, 130 g	15
Gesamt	62,5

Wenn Sie an einem Tag vier Nahrungsmittel aus der ersten Tabelle essen – ein Croissant zum Frühstück, Spaghetti zu Mittag und ein Pfannengericht mit weißem Reis am Abend – wäre die glykämische Last insgesamt ungefähr 113, deutlich über der gesunden Grenze von 100, und zwar ohne Snacks und Getränke. Essen Sie stattdessen Chia, Zuckermais, eine Maistortilla und Amarant, beträgt der Wert bloß 24. Selbst wenn Sie alle Nahrungsmittel aus der zweiten Tabelle an einem Tag essen würden, kämen Sie nur auf eine glykämische Last von 63. Und genau dieser Unterschied – 113 zu 24 – wird Sie für den Rest Ihres Lebens schlank und gesund erhalten. Mit Hilfe der folgenden Tabelle können Sie an Ihren täglichen Mahlzeiten einfache Veränderungen vornehmen.

Austauschtabelle

Azteken-Alternative	
Brot	Maistortilla oder Weizenkeim-Vollkornbrot
Reis	Quinoa, Amarant oder Bulgur
Kartoffeln	Süßkartoffeln
Frühstücks-Croissant	Chia-Smoothie, Naturjoghurt oder ballaststoffreiche Zerealien
Chips, Salzstangen, Cracker	Cashewnüsse, Pistazien, Pinienkerne
Nudeln (aus traditionellem Hartweizen)	Quinoa-Nudeln

Milchprodukte

Zwei entscheidende Nährstoffe der Aztekendiät sind Protein und Kalzium. Während Sie Protein aus Fisch, Fleisch, Hülsenfrüchten, Nüssen und einigen Getreiden aufnehmen sollten, steht bei Milchprodukten die Kalziumversorgung mit geringer Kalorienzahl und GL im Vordergrund, die bei einer Diät oft nicht gewährleistet ist. Die Milchprodukte und Milchersatzprodukte wurden nach Kalziumgehalt, glykämischer Last, Protein und Kalorien gereiht. Sie werden sehen, dass ein Fruchtjoghurt bereits die glykämische Last für einen halben Tag beansprucht, während Magermilch, Mandelmilch, Sojadrink und Ziegenmilch eine ordentliche Portion Kalzium, aber nicht allzu viele Kalorien oder Kohlenhydrate liefern.

Milchprodukte und Milchersatz

Nahrungsmittel	Kalzium (mg)	GL	Protein (g)	Kalorien
Mandelmilch, ungesüßt, 240 ml	200	0	1	40
Kokosmilch, ungesüßt, 240 ml	100	0	1	50
Blauschimmelkäse, 35 g	178	1	7	120

Nahrungsmittel	Kalzium (mg)	GL	Protein (g)	Kalorien
Mozzarella, 30 g	150	1	6	50
fettarmer Cheddar, 35 g	137	1	8	57
Doppelrahm-frischkäse, 2 EL	28	1	2	100
Hanfmilch, 240 ml	20	5	5	110
fettfreier Hüttenkäse, 145 g	125	6	15	104
Ziegenmilch, 240 ml	327	8	9	168
fettarmer Naturjoghurt, 270 g	524	3,8	16	184
Magermilch, 240 ml	300	9	8	80
Sojamilch, 240 ml	60,7	9	8	131
Sojajoghurt (Seiden-, Natur-), 225 g	300	11	6	150

143

Nahrungsmittel	Kalzium (mg)	GL	Protein (g)	Kalorien
Reismilch, angereichert, 240 ml	300	17	1	120
fettfreier Fruchtjoghurt, 245 g	372	24	11	233

Das Institute of Medicine empfiehlt für die einzelnen Altersgruppen eine Kalziumaufnahme von:

Alter	Kalzium mg/Tag
0–6 Mo.	200
7–12 Mo.	260
1–3	700
4–8	1000
9–18	1300
19–50	1000
51–70 (Mann)	1000
51–70 (Frau)	1200
71+	1200

Je nach Alter und Ernährungsweise müssen Sie eventuell aktiv darauf achten, Ihrem Körper ausreichend Kalzium zuzuführen. Chia und Gemüse wie Grünkohl (150 mg pro 100 g) und Spinat (99 mg pro 100 g) sind tolle Kalziumlieferanten.

Bohnen und andere Hülsenfrüchte

Bohnen gehören zu den Perlen unter den Nahrungsmitteln. Sie liefern große Mengen löslicher Ballaststoffe und haben nur eine mäßig hohe glykämische Last; sie sind reich an Proteinen und Mikronährstoffen und stillen den Hunger. Bohnen rufen Blähungen hervor, weil sie einen bestimmten Zucker enthalten, die sogenannte *Raffinose*, bei deren Abbau im Dickdarm Gase entstehen. Doch keine Sorge; diese Gase sind ein vorübergehendes Problem! Die Blähungen hören auf, wenn Sie die richtigen Gegenmaßnahmen ergreifen. Hier sind einige Möglichkeiten:

- Gewöhnung: Nach einigen Wochen Aztekendiät werden die schädlichen Darmbakterien verschwunden sein, Ihre neuen, gesünderen Darmbakterien machen Sie weniger anfällig für Blähungen.
- Das Einweichen von frischen Hülsenfrüchten über Nacht reduziert die Gasbildung deutlich.
- Die Zugabe von Lorbeer, Fenchel, Koriander, Kurkuma, Rosmarin oder Anis beim Kochvorgang mildert die Blähungen ebenfalls.
- Für alle, die dennoch arg zu kämpfen haben, gibt es Kautabletten, die die Gase einfach auflösen!

Die Tabelle bietet nur die relevanten Werte im Überblick. Bei Sättigung und Nährstoffdichte beispielsweise schneiden alle Hülsenfrüchte gut ab, daher wurden diese Werte weggelassen. Besonders bemerkenswert dagegen ist jedoch, wie viele Hülsenfrüchte vollständiges Eiweiß mit einem Aminosäurewert über 100 liefern. Im Anschluss an die Tabelle finden Sie noch einige Informationen zu ergänzenden Proteinen und weiteren Nährstoffen.

Hülsenfrüchte

Hülsenfrucht	AAS	GL	EW	Ballaststoffe (g)	Protein (g)
Augen- bzw. Kuhbohnen	116	13	−22	11	13
Kichererbsen	107	23	−127	11	12
Tofu (roh)	106	2	−16	0	10
Große weiße Bohnen	104	13	−53	12	15
*Schwarze Bohnen	103	14	−45	15	15
Spalterbsen	102	13	−67	16	16
Sojabohnen (Edamame)	93	6	64	8	17
Kleine weiße Bohnen	91	15	−48	19	15

Wachtel-bohnen	89	15	−40	15	15
Kidney-bohnen	11	13	11	12	
Linsen	86	13	−15	16	
Grüne Erbsen	84	9	−6	9	9
Dicke Bohnen	84	13	−53	9	13
Tempeh (fermentierter Bohnenkäse)	k. A.	1	−14	0	5

*Aztekennahrung

Hinweis: Alle Werte gelten für 1 Tasse (ca. 240 ml) frische, ohne Salz gegarte Hülsenfrüchte (keine Konserven), wenn nicht anders angegeben. Die GL unterscheidet sich zwischen Konserven und gegarten Bohnen nicht sehr.

Genauer betrachtet

- Schwarze Bohnen sind reich an Folsäure, Eisen und Magnesium. Schon mit 170 g decken Sie Ihren täglichen Eiweißbedarf zu 30 Prozent, und das mit nur 227 Kalorien.
- Wachtelbohnen sind reich an Folsäure, Eisen, Magnesium und Kalium. Ergänzende Proteine (die in Kombination vollständiges Eiweiß mit einem Aminosäurewert von 100 oder mehr ergeben) sind Mais, fettarmer Naturjoghurt, Gerste, Bulgur, Weizenmehl, Maismehl, Hirse, Kamut, Buchweizen, Naturreis und Amarant.

- Kidneybohnen: Ergänzende Proteine sind Mais, fettarmer Naturjoghurt, Weizenmehl, Maismehl, Bulgur, Buchweizen und Dinkel. Der Extrakt aus weißen Kidneybohnen blockiert nachweislich die Aufnahme von Kohlenhydraten und unterstützt die Gewichtsabnahme.[3]
- Weiße Bohnen sind reich an Folsäure, Eisen, Magnesium und Kalium. Ergänzende Proteine sind Lachs, Mais, Weizenmehl, Hafer, Dinkel, Bulgur und Maismehl.
- Grüne Erbsen sind reich an Vitamin C, K und A. Ergänzende Proteine sind Fisch, Mais, Weizenmehl, Hafer und Maismehl.
- Linsen sind reich an Folsäure, Eisen und Magnesium. Ergänzende Proteine sind Fisch, Mais, Weizenmehl, Hafer und Maismehl. Viele Studien stellen einen Zusammenhang zwischen Linsen, vor allem den enthaltenen Ballaststoffen, und einer Gewichtsabnahme her.
- Augen- bzw. Kuhbohnen weisen mit einem Aminosäurewert von 116 von allen Bohnen die höchste Eiweißqualität auf. Sie sind auch reich an Vitamin K und A, Folsäure, Kalzium, Eisen und Kalium.
- Spalterbsen sind reich an Folsäure und Kalium. Sie enthalten wenig Omega-6, sind also eine gute Wahl.
- Kichererbsen enthalten die meisten Omega-6-Fettsäuren unter den Hülsenfrüchten, sagenhafte 10932. Entscheiden Sie sich für andere Hülsenfrüchte.

Gemüse

Ich empfehle Ihnen, Ihren Speiseplan um einige besonders wertvolle Gemüse zu erweitern, die randvoll mit Nährstoffen sind, dann können Sie auf den Rest verzichten. Manche Gemüse sind für eine Diät ohne Bedeutung, weil sie nur wenige Nährstoffe haben und kaum sättigen, außerdem muss man sie oft vor dem Verzehr in Omega-6-Fettsäuren ertränken. Eine einzige Portion Grünkohl, Blattkohl oder Brunnenkresse dagegen hat einen perfekten Gesamtnährstoffdichte bzw. ANDI-Wert von 1000. Ich verstecke diese Gemüsesorten in meinem Frühstücks-Smoothie und erhalte so unglaublich viele Nährstoffe ohne Gemüsegeschmack. Ihre glykämische Last ist besonders niedrig. Sie wirken aber stärker entzündungshemmend, als man sich vorstellen kann – der Wert liegt bei 462 für Grünkohl und bei 466 für Spinat! Die Tabelle enthält nur Gemüsesorten, die eine hohe Sättigung und Nährstoffdichte aufweisen, daher sind diese Werte nicht noch mal extra angeführt.

Gemüse

Gemüse	ANDI	GL	EW
Grünkohl, gegart, 130 g	1000	4	462
Blattkohl, gegart, 190 g	1000	4	379
Brunnenkresse, roh, 35 g	1000	0	36

Gemüse	ANDI	GL	EW
180 g Spinat, gegart	739	2	466
Chinakohl, 75 g	704	2	23
Rosenkohl, gegart, 1 Stück	672	1	12
Rucola, roh, 20 g	559	0	1
Roter oder grüner Blattsalat, 35 g	406	1	48
Brokkoli, gegart, 180 g	376	5	143
Paprika (rot, roh), 150 g	366	3	126
*Tomaten, 180 g	190	2	17
*Sommerkürbis, gegart, 180 g	136	3	2
Eisbergsalat, 60 g	110	1	7
*Zwiebel, roh, 160 g	50	5	374
* Aztekennahrung			

Genauer betrachtet

Die Azteken lebten zwar nur auf zwei Prozent des Festlandes der Erde, bauten darauf jedoch vier der Top-Gemüsesorten an, was einmal mehr zeigt, wie geschickt sie unter den hochwertigen Nahrungsmitteln die besten auswählten.

150

Die Tabelle hilft Ihnen bei der Auswahl von wertvollem Gemüse. Wenn Sie beispielsweise einen Salat mit Rucola, Brunnenkresse oder Spinat anstelle von Eisbergsalat wählen, erhalten Sie einen deutlich höheren Nährwert.

Und hier ein schneller, köstlicher Aztekensnack für jene unter Ihnen, die niemals Gemüse essen: Pico de Gallo. Mischen Sie einfach Tomaten, Zwiebeln, Jalapeño, Korianderblätter und etwas Limonensaft.

Wenn Sie wie ich kein schlaffes, matschiges Gemüse mögen, essen Sie es knackig-roh. Oder verbergen Sie es in Ihrem Chia-Smoothie. Barbara Rolls, Wissenschaftlerin an der Pennsylvania State University, wies nach, dass Kinder und Erwachsene deutlich mehr Gemüse essen, wenn es in einem Püree verborgen ist. Auch Suppen eignen sich wunderbar. Das Gemüse nimmt den Geschmack der Suppe an und verleiht ihr eine angenehme Konsistenz. Auch Suppen unterstützen die Gewichtsabnahme. Gemüsesuppe als erster Gang erweist sich als sehr wirkungsvolle Strategie, um danach Heißhunger auf kalorienreiche Speisen zu verringern.

Zu den Gemüsesorten mit den wenigsten Nährstoffen gehören Eisbergsalat (wird außerdem fast immer in fettigem Salatdressing ertränkt) und Gemüsekonserven aller Art. Konservengemüse enthält zudem zu viel Natrium und mitunter auch Spuren von Bisphenol A (BPA), einer chemischen Verbindung, die gesundheitliche Beschwerden hervorrufen kann.

Obst

Früchte sind perfekte, vollwertige Nahrungsmittel, die ausgezeichnet schmecken. Wie Suppen reduzieren Sie nachweislich die Kalorienmenge, wenn sie zu Beginn einer Mahlzeit gegessen werden. Doch so gut Früchte auch sein mögen, ihr Nährstoffgehalt verblasst neben dem von Gemüse. Sehen Sie sich die ANDI-Werte an. Die Top-Gemüse haben einen von 1000, während Cranberrys, eine der höchstgereihten Obstsorten, nur auf einen von 236 kommen. Obst hat jedoch auch viele Vorteile. Der Verzehr von anthocyanereichen Nahrungsmitteln, vor allem von Blaubeeren, kann das Risiko für Typ-II-Diabetes senken[4]. Die folgenden Früchte weisen alle eine hohe Sättigung auf, daher werden nur die Werte für ANDI, glykämische Last und entzündungshemmende Wirkung angeführt. Ich erhöhe die antioxidative Wirkung meiner Chia-Smoothies mit tiefgekühlten wilden Blaubeeren aus dem Bundesstaat Maine.

Obst

Obst	ANDI	GL	EW (positive Zahl)
Cranberrys	236	2	–4
*Guave	223	7	131
Erdbeeren	212	3	28
Brombeeren	178	4	6

Obst	ANDI	GL	EW (positive Zahl)
Himbeeren	141	4	1
Zitrone	672	1	19
Blaubeeren	130	6	−16
*Papaya	118	1	33
Orange	109	6	9
Grapefruit	102	4	13
*Cantaloupe-Melone	100	5	76
*Sternfrucht	100	3	4
Limone	99	1	2
Wassermelone	91	3	−7
Banane	30	18	−115
Apfel	2	3	−21
* Aztekennahrung			

Hinweis: Alle Angaben beziehen sich auf rohes Obst. Alle Werte gelten für eine Tasse (240 ml).

Genauer betrachtet

Meiden Sie Trockenobst und Fruchtsäfte: Trockenobst hat aufgrund des konzentrierten Zuckers eine hohe GL. Rosinen haben beispielsweise eine GL von 75! Fruchtsäfte haben eine hohe GL und niedrige ANDI-Werte, sind außerdem nicht sättigend. Trinken Sie Wasser und essen Sie Stückobst.

Fette

Fette sind hoch befriedigende Nahrungsmittel, die den Hunger und die Magenentleerung hinauszögern, sie sind also nicht allesamt zu meiden. Die Aztekendiät empfiehlt zwei Arten von Fetten: Omega-3-Fettsäuren und Omega-9-Fettsäuren. Andere Fette erhalten Sie reichlich und ohne große Anstrengungen – gesättigtes Fett in bestimmten Milchprodukten und Fleisch, Omega-6-Fettsäuren in Pflanzenölen und Nüssen. Konzentrieren Sie sich also auf mehr Omega-3- und Omega-9-Fettsäuren und eine Reduktion der Omega-6-Fettsäuren. Omega-6-Fettsäuren sind in den meisten Pflanzenölen sowie in Salatdressings enthalten.

Gute Fette

Omega-3-Fettsäuren
Diese gesunden Fettsäuren gibt es aus tierischen und pflanzlichen Quellen. Tierische Quellen sind Fisch und Fischöle, deren wichtigster Vorteil die sogenannte *Docosahexaensäure (DHA)* ist, welche die Qualität der Neuronen verbessert. Sie wurde erfolgreich zur Behandlung von Depressionen und bipolarer Störung eingesetzt. Eine weitere dieser mehrfach ungesättigten Fettsäuren ist die sogenannte *Eicosapentaensäure (EPA)*, sie schützt das Herz beispielsweise vor Rhythmusstörungen, Herzinsuffizienz und Herzinfarkt.

Sehen Sie in der Fisch-Tabelle nach (Seite 131), welche Fische die höchsten Omega-3-Werte aufweisen, und meiden Sie die mit Quecksilber belasteten Fischarten. Achten Sie beim Kauf von Fischölen darauf, dass sie durch molekulare Destillation gereinigt wurden. Dadurch werden alle Schwermetallverunreinigungen entfernt. Wählen Sie Marken, welche um 60 Prozent mehr EPA als DHA enthalten. Im Anhang finden Sie nähere Informationen über Ergänzungspräparate.

Fischöle verringern das Risiko für Herzerkrankungen:

• Eric Rimm, Herzforscher und Professor an der Harvard School of Public Health, publizierte im August 2011 eine Studie, wonach ältere Erwachsene mit hohen EPA-Werten ein um 50 Prozent geringeres Risiko für Herzinsuffizienz aufwiesen.[5]

• Eine dänische Studie zeigte ein höheres Risiko für Herzerkrankungen bei Frauen im gebärfähigen Alter, die kaum oder kein Fischöl zu sich nahmen.[6]

• Eine englische Studie zeigte eine geringfügige Blutdrucksenkung durch Fischölpräparate.[7]

• Eine Studie der US-Umweltschutzbehörde zeigte, dass Präparate mit Omega-3-Fettsäuren vor den mit verschmutzter Luft assoziierten kardiologischen Beeinträchtigungen sowie den Auswirkungen von Lipiden[8] schützen.

• Eine Harvard-Studie zeigte, dass zirkulierende Fischöle das Risiko für Vorhofflimmern, eine häufige Herzrhythmusstörung bei älteren Menschen, reduzieren. Ohne Blutverdünnung kann sie tödlich sein.[9]

Die besten pflanzlichen Quellen für Omega-3-Fettsäuren sind:

- Chia
- Leinsamen
- Nüsse und Samen
- Spirulina oder Chlorella, zwei Algenarten

Chia enthält von allen Pflanzen die höchste Konzentration an Omega-3-Fettsäuren und als eine von wenigen auch die Alpha-Linolensäure, kurz ALA. Für all jene, die sich Gedanken über die Überfischung der Meere machen, sind Algen eine wunderbare Omega-3-Quelle. Die meisten Algenpräparate enthalten in erster Linie EPA, aber es gibt auch neuere Formeln mit EPA und DHA im richtigen Verhältnis.

Walter Willett, Professor in Harvard, fand die beste Lösung, mehr Omega-3-Fettsäuren in die Ernährung einzubauen: Essen Sie mehrmals pro Woche Fisch und einmal täglich pflanzliche Nahrungsmittel mit Omega-3.

Omega-9-Fettsäuren

Die in Olivenöl enthaltenen Omega-9-Fettsäuren sind unglaublich herzgesunde Fette mit einer langen Vergangenheit in unserer Ernährung. Schon 8000 v. Chr., in der Jungsteinzeit, verwendeten die Menschen Olivenöl. Es war die erste Modeerscheinung in puncto gesunde Ernährung und ist immer noch hochangesehen. In Gegenden, in denen täglich Olivenöl verzehrt wird, gibt es viel weniger Herzinfarkte und Schlaganfälle. Hier sind nur einige wenige Gründe dafür:

- Olivenöl senkt das schlechte (LDL) Cholesterin und, noch wichtiger, erhöht das gute (HDL).
- Hydroxytyrosol, die wichtigste antioxidative Substanz in Oliven, wirkt sehr stark entzündungshemmend.
- Olivenöl kann zur Senkung des Blutdrucks und der Gerinnungsneigung beitragen.
- Olivenöl ist reich an den Polyphenolen Oleuropein und Tyrosol. Diese verbessern die Elastizität der Gefäßwände, sie werden flexibel und stressresistent.
- Olivenöl ist mit hoher Wahrscheinlichkeit für eine bessere Hirngesundheit und ein geringeres Risiko für Blutgerinnsel im Gehirn verantwortlich, wie man mittels CT feststellte.

Sie brauchen nicht Unmengen Olivenöl zu sich zu nehmen. Der frühere Vorsitzende der American Heart Association, Scott Grundy, sagt, der Unterschied zwischen einer fettreichen und einer fettarmen Ernährung bestehe aus zwei Esslöffeln Olivenöl. Essen Sie mehr, übersteigen Sie Ihre vorgesehene Fettmenge. Nehmen Sie Olivenöl zum Garen oder für Salatdressings. Verrühren Sie es einfach mit Balsamico-Essig oder frischem Zitronensaft sowie Salz und Pfeffer.

Zu vermeidende Fette

Gesättigte Fette

Gesättigte Fette, wie sie in Vollmilchprodukten und fettigem rotem Fleisch enthalten sind, liefern keinerlei gesunde Vitamine und Antioxidantien. Wie Transfettsäuren erhöhen sie den Cholesterinspiegel und das Gewicht. Jedes Gramm Kohlenhydrate oder Eiweiß enthält 4,5 Kalorien, doch gesättigtes Fett liefert sage und schreibe neun Kalorien pro Gramm.

Halten Sie sich an die Empfehlungen der Aztekendiät und vermeiden Sie diese Fette weitgehend.

Transfette

Transfette werden in vielen industriell hergestellten Nahrungsmitteln eingesetzt, denn sie verbessern die Konsistenz und Haltbarkeit. Sie sind schädlicher als natürlich vorkommende Öle. Sie senken das gute Cholesterin und erhöhen das schlechte, steigern so Ihr Risiko für Herzleiden.

Omega-6-Fettsäuren

Vor Jahrzehnten entschieden Kardiologen, dass Omega-6-Fettsäuren besser für das Herz seien als gesättigtes Fett. Das stimmt. Omega-6-Fettsäuren weisen jedoch nicht die gesundheitlichen Vorteile von Omega-3-Fettsäuren und Omega-9-Fettsäuren auf. Stattdessen bedeuten mehr Omega-6-Fettsäuren in der Nahrung mehr Omega-6-Fettsäuren in den Zellmembranen. Das veranlasst die Zellen, entzündungsfördernde Hormone zu produzieren, die anderen Zellen signalisieren, die Schmerzamplitude in den Nerven zu erhöhen. Daher vermeide ich Pflanzenöle mit Ausnahme von Olivenöl. Olivenöl sollte Ihr einziger nennenswerter Lieferant für Omega-6-Fettsäuren sein. In der folgenden Tabelle sind die gesündesten Fette wieder fett gedruckt.

Fette

Fette	EW (positive Zahl)	Omega-6 (mg)	Omega-3 (mg)
Leinöl, 1 EL	142	1715	7196
Olivenöl, 1 EL	71	1318	103
Rapsöl, 1 EL	56	3217	
Mandelbutter, 2 EL	38	3802	134
Erdnussöl, 1 EL	−3	4321	k. A.
Margarine, 1 EL	672	3128	275
Mayonnaise, 1 EL	−18	2320	290
Sojaöl, 1 EL	−36	6807	917
Butter, ungesalzen, 1 EL	−44	382	44
Maiskeimöl, 1 EL	−49	7224	157
Kokosöl, 1 EL	−111	243	Spuren

Genauer betrachtet

Leinöl, Olivenöl, Mandelbutter und Rapsöl sind gute, entzündungshemmende Fette, von denen eine einzige Portion Antioxidantien für den ganzen Tag liefert. Halten Sie den Verzehr entzündungsfördernder Fette möglichst gering und geben Sie Acht auf Omega-6-reiche Fette. Leinöl und Rapsöl weisen

159

das günstigste Verhältnis auf. Mandelbutter wirkt zwar entzündungshemmend, hat jedoch ein sehr schlechtes Verhältnis Omega-6 zu Omega-3.

Butter ist eine vernünftige Wahl, wenn Sie nicht auf Ihren Cholesterinspiegel achten müssen. Sie sollten keine Unmengen davon essen – ein Stückchen am Tag reicht –, aber sie ist in jedem Fall besser als Margarine, die acht Mal mehr Omega-6-Fettsäuren enthält.

Die meisten Pflanzenöle enthalten pro Esslöffel mehr Fett als in einer Portion vieler Teile vom Rind enthalten ist. Die einfachste Methode ist, sie wegzulassen, besonders beim Garen und Salatdressings. Viele Salate enthalten ohnehin weniger Nährstoffe als ein »Supergemüse«. Und ein Salat, den man mit acht Gramm Fett übergießen muss, wird rasch kontraproduktiv!

Nüsse und Samen

Nüsse waren für die Azteken entscheidende Eiweißlieferanten. Wie Sie in der folgenden Tabelle sehen können, schneiden die vier ersten Nussarten hinsichtlich der Eiweißqualität ebenso gut oder besser ab als viele Fleischsorten. Die meisten Nüsse wirken entzündungshemmend, Paranüsse, Macadamianüsse und gemahlene Leinsamen enthalten besonders viele Antioxidantien. Der einzige Nachteil von Nüssen ist der hohe Gehalt an Omega-6-Fettsäuren (mit Ausnahme von Macadamianüssen), halten Sie daher die Portionen klein. Die fett gedruckten Nüsse und Samen in der folgenden Tabelle weisen die höchste Eiweißqualität auf.

Nüsse/Samen

Nüsse/Samen (30 g)	AAS	EW (positive Zahl)	Omega-6 (mg)
*Kürbiskerne	136	−24	5326
Pistazien	109	17	3729
Cashewnüsse	100	13	2179
Leinsamen, gemahlen	92	137	1655
Sonnenblumenkerne	81	−40	9180
Erdnüsse	70	24	4355
Walnüsse	55	−38	10761
Mandeln	54	54	3378
Macadamianüsse	4	133	366
*Aztekennahrung			

Getränke

Getränke helfen, das Gewicht zu halten, indem sie den Magen füllen und den Hunger dämpfen sowie die bei den Mahlzeiten verzehrte Kalorienmenge reduzieren. Sie können aber auch teuflisch wirken, Hunderte zusätzliche Kalorien liefern und die glykämische Last ins Unermessliche steigern. In der Tabelle sind die gesündesten Getränke hervorgehoben.

Getränke

Getränk (240 ml)	Kalorien	GL
Mandelmilch, ungesüßt	**40**	0
Kokosnusswasser	**46**	3
Tomatensaft	49	4
Gemüsesaft	51	4
Magermilch	**86**	9
Karottensaft	94	8
Grapefruitsaft	96	7
Hanfmilch	110	5
Orangensaft	112	9
Apfelsaft	114	6
Reismilch	120	17
Sojamilch	131	9
Granatapfelsaft	134	8

Genauer betrachtet

Milch und Milchersatzprodukte können gute, kalorienarme Quellen für Protein und Kalzium sein. Ich gebe Mandelmilch über mein Müsli, weil es weniger Kalorien und eine geringere glykämische Last aufweist als normale Milch. Sojamilch hat mehr Kalorien und eine höhere glykämische Last, aber auch mehr Protein. Reismilch klingt gesund, ist aber kalorienreich und eiweißarm, und das bei fast doppelt so hoher glykämischer Last wie bei Kuhmilch und Sojamilch. Bio-Magermilch bleibt ein guter Lieferant für Kalzium und Vitamin D, einige Hersteller reichern sie sogar mit Docosahexaensäure, einer der Omega-3-Fettsäuren, an. Wenn Sie bisher Vollmilch oder fettreduzierte Milch getrunken haben, ist der Umstieg auf Magermilch die wirkungsvollste Ernährungsumstellung, die Sie vornehmen können. Wenn Sie Milch nur für die Kalziumversorgung trinken, sollten Sie wissen, dass es bessere Quellen gibt, etwa Grünkohl oder Chia.

Diverse wissenschaftliche Studien[10] berichteten, dass Heranwachsende, die Milch trinken, im Erwachsenenalter schlanker sind als jene, die keine trinken.

Industriell hergestellte Gemüsesäfte sind nicht so gut, wie sie scheinen. Manche enthalten ziemlich viel Natrium und gar nicht einmal so viel Gemüse. Natriumarmer Gemüsesaft eignet sich gut für Smoothies, solange Sie noch Gemüse hinzufügen. Obst-Gemüse-Säfte sind ebenfalls mit Vorsicht zu behandeln, sie enthalten oft vorwiegend Trauben- und Apfelsaft. Fazit ist, dass Sie besser dran sind, wenn Sie Ihre eigenen Säfte und Smoothies mischen.

Kaffee und Tee sind gute kalorienarme Getränke. Ich beginne den Tag mit Grüntee, weil er mich sanfter und länger belebt als Kaffee oder Erfrischungsgetränke mit hohem Koffeingehalt. Es gibt auch Hinweise, dass er vor Schlaganfall, Prostatakarzinom und Brustkrebs schützt. Wenn Sie lieber Kaffee trinken, meiden Sie fettige, kalorienreiche Kaffeegetränke mit diversen Zusätzen. Wenn Sie mehrmals täglich ein koffeinhaltiges Getränk brauchen, ist schwarzer Kaffee eine gute kalorienfreie Alternative zu Cola & Co. Wenn Sie ein zuckerhaltiges Getränk durch eine Tasse Kaffee ersetzen, reduzieren Sie das Risiko, an Typ-II-Diabetes zu erkranken, um 70 Prozent.

Wasser ist ein stark unterschätztes, hochwirksames Werkzeug bei Diäten. Trinken Sie vor jeder und zwei Stunden nach jeder Mahlzeit einen Viertelliter Wasser. Wenn Sie zwischendurch essen, trinken Sie Wasser dazu. Wasser mit etwas Zitrone oder Limone ist ein toller Ersatz für Limonade. Sie können auch gesunde Schorlen herstellen, indem Sie etwas reinen Fruchtsaft mit Wasser mischen. Das ist weniger süß und wirkt erfrischender.

Fruchtsäften ist oft Zucker zugesetzt, halten Sie sich also an reine Säfte, meiden Sie Saftgetränke, Nektar und dergleichen. Orangen- und Grapefruitsäfte enthalten mehr Nährstoffe als Apfel- oder Traubensäfte. Die Portionen sollten jedoch immer klein sein. Fruchtsäfte enthalten zwar mehr Kalorien und Zucker, als wir empfehlen, doch Sie können sie für Ihre Chia-Smoothies verwenden, wenn Sie dadurch Gemüse zu sich nehmen, das Sie ansonsten nicht essen. Saft erhöht die Kalorienzahl vielleicht um 100, doch Sie werden dennoch abnehmen und von den nahrhaften Gemüsen profitieren.

Leckereien

Meine Freunde können Ihnen bestätigen, dass ich abhängig von Junkfood bin. Ich *liebe* das Zeug. Neben Cola bin ich besonders anfällig für Schokolade. Die Leute sehen mich ganz entsetzt an und sagen: »Wie kannst du *so etwas* essen?« Ich erkläre nur allzu gern, dass meine Ernährungsweise für eine sehr geringe glykämische Last sorgt und etwas Leckeres ab und zu fast keinen Unterschied macht. Keine Frage, Softdrinks können gewaltiges Übergewicht hervorrufen, wenn man einen Liter davon zu einem Burger mit Pommes trinkt, doch 180 Milliliter ab und zu stehen einer gesunden Ernährung nicht im Weg. Ich meine, man muss auch etwas haben, auf das man sich freuen kann. Im Rahmen einer klug zusammengestellten Mahlzeit sind sie nicht mehr als eine Bodenschwelle in Ihrer glykämischen Last.

Schokolade ist echte Aztekennahrung, die ich Ihnen vermutlich nicht erst schmackhaft machen muss, und sie ist gut für Sie. Eine Analyse von 42 Studien, die im *American Journal of Clinical Nutrition* veröffentlicht wurde, zeigte gleichbleibende unmittelbare und langanhaltende positive Auswirkungen von Schokolade oder Kakao auf die Erweiterung von Blutgefäßen, die durch den Blutfluss hervorgerufen wird.[11] Der entscheidende Stoff scheint die Flavan-3-ole-Gruppe des Kakaos zu sein. Ich trinke mehrmals am Tag heiße Schokolade. Ich esse auch kleine Stücke Schokolade, die wenig Kalorien, aber viel Kakao enthalten. Das ist die gute Nachricht. Die schlechte lautet, dass Sie fettreiche, zuckerreiche Schokoladen meiden sollten.

Zusammenfassung – die besten Nahrungsmittel

Verwenden Sie die Tabellen in diesem Kapitel täglich, um Ihre Nahrungsmittel klug auszuwählen. Ich habe sie auf meinem Mobiltelefon und daher immer dabei, wenn ich einkaufen oder essen gehe. Unsere Speisepläne hier berücksichtigen alle Grundsätze der Aztekendiät und wurden mit Hilfe dieser Tabellen zusammengestellt. Die Mahlzeiten und Rezepte im nächsten Kapitel haben eine niedrige glykämische Last, niedrige Entzündungswerte, viele Proteine und genügend Omega-3-Fettsäuren. Sie können ruhig ab und zu ein Getreide mit höherer GL essen, weil seine Wirkung von den Nahrungsmitteln mit niedriger GL in der Aztekendiät ausgeglichen wird. Sie werden sich zwischen den Mahlzeiten leistungsfähig und ruhig fühlen, ohne die Hochs und Tiefs, die von drogenähnlichen, wertlosen Lebensmitteln hervorgerufen werden.

Nun folgt die ultimative Liste der gesündesten Nahrungsmittel. Sie enthält die Top Ten aus jeder Gruppe. Ich esse nur wenige Nahrungsmittel aus dieser Liste und fühle mich besser als je zuvor! Auch Sie werden staunen, wie sehr sich Ihre Ernährung verbessert.

Fleisch

- Putenbrust, ohne Haut
- Hähnchenbrust, ohne Haut
- Pute, dunkles Fleisch, ohne Haut
- Schwanzrolle vom Rind
- Schweinefilet
- Schweinekotelett, Lende

- Gehacktes Rindfleisch, zu 95 % mager
- Lammfleisch
- Rumpsteak
- Clubsteak

Fisch

- Pazifischer Wildlachs
- Eingelegte Anchovis
- Makrele
- Forelle
- Lachs (Konserve)
- Schwarzer Zackenbarsch
- Miesmuscheln (blau)
- Austern
- Heilbutt
- Jakobsmuscheln

Getreide/Stärkelieferanten

- Chia
- Quinoa
- Mais-Tortillas
- Zuckermais
- Amarant
- Bulgur
- Weizenkeimbrot
- Süßkartoffeln
- Quinoa-Nudeln
- Weizenvollkornnudeln

Milchprodukte

- Mandelmilch, ungesüßt
- Kokosmilch, ungesüßt
- Magermilch
- fettarmer Naturjoghurt
- Mozzarella
- fettarmer Cheddar

Bohnen und andere Hülsenfrüchte

- Schwarze Bohnen
- Kidneybohnen
- Wachtelbohnen
- Weiße Bohnen
- Augen- bzw. Kuhbohnen
- Grüne Erbsen
- Linsen

Gemüse

- Grünkohl
- Blattkohl
- Brunnenkresse
- Spinat
- Rosenkohl
- Rucola
- Chinakohl
- Roter oder grüner Blattsalat
- Tomaten
- Zwiebeln

Obst

- Grapefruits
- Zitronen
- Limonen
- Brombeeren
- Erdbeeren
- Blaubeeren
- Cranberrys
- Papayas
- Orangen
- Cantaloupe-Melonen

Fette

- Olivenöl
- Leinöl
- Rapsöl
- Mandelcreme
- Butter

Nüsse/Samen

- Kürbiskerne
- Pistazien
- Cashewnüsse
- Leinsamen, gemahlen

Getränke

- Wasser
- Mandelmilch, ungesüßt
- frische Gemüsesäfte
- Kokosnusswasser
- Magermilch

169

Mahlzeiten und Rezepte

Dieses Kapitel bietet Ihnen eine Auswahl an Speiseplänen und Rezepten für Frühstück, Mittag- und Abendessen, die Sie durch zwei Wochen in Phase III begleiten werden. Bis dahin werden Sie hoffentlich viele neue Lieblingsgerichte und eine ganz andere Einstellung zum Essen haben.

Essen Sie so viel Gemüse, wie Sie mögen, doch halten Sie Maß bei allen anderen Nahrungsmitteln und auch bei Getränken. Sie sind für viele Menschen der Knackpunkt. Barbara Rolls von der Pennsylvania State University stellte fest, dass eine um 50 Prozent höhere Portionsgröße bei Speisen bei Männern und Frauen zu einer zusätzlichen Kalorienaufnahme von 423 Kalorien pro Tag führt. Eine um 50 Prozent höhere Portionsgröße bei Getränken bedeutet 10 Prozent mehr Kalorien für Frauen und 26 Prozent mehr für Männer.

Was Sie essen, ist ebenso wichtig wie die Menge, die Sie zu sich nehmen. Wir haben die ernährungsphysiologischen Werte einiger Mahlzeiten verglichen, um Ihnen ein Gefühl für die großen Unterschiede zwischen gesunden und weniger gesunden Mahlzeiten zu geben. Vergleichen Sie die Werte der nachfolgenden Mahlzeiten. Viele werden Sie schockieren und eventuelle Irrtümer in Ihrer früheren Ernährung sehr rasch offenbaren.

Mahlzeiten im Vergleich

Mit nur 342 Kalorien erhält mein liebster Smoothie einen sensationellen ANDI-Wert von 1228 und einen unglaublichen entzündungshemmenden Wert von 832. Das bedeutet eine ganze Woche Antioxidantien in einer einzigen Mahlzeit! So löscht die Aztekendiät das Feuer im Inneren, und das ist der Grund, warum es den Leuten so gut geht, dass sie nur selten zu ihren alten Essgewohnheiten zurückkehren möchten. Sie werden erneut sehen, wie unglaublich effizient Aztekennahrung ist. Mit einem Chia-Smoothie erhalten Sie beispielsweise einen ANDI-Wert von 10 pro Kalorie, mit einem typischen Fastfood-Menü (Pommes, Burger und Cola) jedoch nur einen von 0,01. Kein Wunder, dass wir immer dicker werden!

Bobs Grünkohl-Blaubeer-Smoothie

(Das ist der Chia-Smoothie von Seite 63, den ich mit vier Esslöffeln Chia, aber ohne Honig trinke, weil ich die Süße nicht mehr brauche.)

Glykämische Gesamtlast: 14,8
Gesamtkalorien: 342
Entzündung: 832
ANDI: 1228

4 EL (30 g) Chia:
Glykämische Last 1
Kalorien 137
Entzündung 77
ANDI 68

130 g cremiger Naturjoghurt:
Glykämische Last 1,8
Kalorien 88
Entzündung k. A.
ANDI 35

75 g Blaubeeren:
Glykämische Last 3
Kalorien 84
Entzündung −16
ANDI 130

400 g roher Grünkohl:
Glykämische Last 9
Kalorien 33
Entzündung 771
ANDI 1000

Vergleichen Sie nun die Werte für den Smoothie mit jenen für ein typisches Fastfood-Menü. So eine Mahlzeit hat mehr Kalorien und eine höhere glykämische Last, als Sie für einen ganzen Tag brauchen. Sie ist außerdem stark entzündungsfördernd und enthält kaum Nährstoffe, wie Sie an dem unglaublich niedrigen ANDI-Wert erkennen können. Grünkohl hat einen ANDI-Wert von 1000 bei 33 Kalorien, diese »amerikanische« Mahlzeit hier lächerliche 19 bei über 1600 Kalorien. Sie hungern nach Mikronährstoffen, während der Bauch immer größer wird.

Das »amerikanische Menü«

Glykämische Gesamtlast: 72
Gesamtkalorien: 1623
Entzündung: –116
ANDI: 19

1 großer Cheeseburger:
Glykämische Last 25
Kalorien 800
Entzündung k. A.
ANDI 11

1 große Portion Pommes:
Glykämische Last 32
Kalorien 495
Entzündung k. A.
ANDI 7

1 große Cola:
Glykämische Last 15
Kalorien 328
Entzündung –116
ANDI 1

Nun folgt eine wirklich gesunde Mahlzeit mit vernünftiger Kalorienzahl und glykämischer Last und mit sehr guten entzündungshemmenden Eigenschaften. Aber nicht einmal dieses Mahl kann es mit dem Smoothie aufnehmen! Sie hat eine höhere glykämische Last und mehr Kalorien.

Gesund

Glykämische Gesamtlast: 27
Gesamtkalorien: 485
Entzündung: 517
ANDI: 1190

170 g gekochte Bohnen:
Glykämische Last 14
Kalorien 227
Entzündung −45
ANDI 82

85 g gegarte Putenbrust:
Glykämische Last 0
Kalorien 117
Entzündung −3
ANDI 25

115 g Süßkartoffel, zerstampft:
Glykämische Last 9
Kalorien 92
Entzündung 186
ANDI 83

190 g Blattkohl, gegart:
Glykämische Last 4
Kalorien 49
Entzündung 379
ANDI 1000

Wegweiser – Beispielwochen

Die folgenden Rezepte halten alle Grundsätze der Azteken-diät ein, sodass Gesamt-GL, Entzündungs- und Omega-3-Werte im angestrebten Bereich liegen. Vielleicht finden Sie Nahrungsmittel, die nicht hierherzugehören scheinen, doch sie passen ins Gesamtkonzept. Die Speisepläne sind nur eine Richtlinie; wählen Sie die Mahlzeiten nach Belieben. Alle Rezepte für diese Mahlzeiten finden Sie in diesem Kapitel.

Tag 1
Frühstück
Spinat-Basilikum-Omelett
Mittagessen
Lachssalat auf Weizenkeimbrot
Quinoa-Taboulé
Abendessen
Rote-Linsen-Suppe mit Kohlmix

Tag 2
Frühstück
Heißes Quinoa-Gericht mit hausgemachter Mandelmilch und
Blaubeeren
Mittagessen
Curry-Hähnchen-Salat auf Keim-Wrap
Rucolasalat mit Apfelvinaigrette
Abendessen
Gebratener Heilbutt mit Petersilie und Kapern
Feiner Spargelsalat

Tag 3
Frühstück
Grünkohlfrittata mit Feta und Tomaten
Mittagessen
Asiatisches Hähnchen auf gemischtem Salat
Maissuppe
Abendessen
Zitronenheilbutt auf gebratenem Grünkohl

Tag 4
Frühstück
Milchfreie Gemüse-Frittata
Mittagessen
Bohnen-Pilz-Suppe mit Grünkohl
Gemischter grüner Salat mit Dijon-Vinaigrette
Abendessen
Putenburger
Gerösteter Brokkoli

Tag 5
Frühstück
Frittata mit Spinat und Ziegenkäse
Mittagessen
Walnuss-Paprika-Aufstrich auf Keim-Tortilla
Rucola-Spinat-Salat mit Erdbeeren
Abendessen
Gebratener Currylachs
Selleriepüree

Tag 6
Frühstück
Lachs-Grünkohl-Frittata
Mittagessen
Linsen-Gemüse-Suppe auf Kräuter-Quinoa
Abendessen
Lachs in Pinienkernkruste
Quinoa-Bohnen-Salat mit Korianderdressing

Tag 7
Frühstück
Gemüse-Bohnen-Päckchen mit pochiertem Ei
Mittagessen
Weiße Bohnen und Thunfisch auf dunklem Blattgemüse mit
cremiger Koriandervinaigrette
Einfache Karotten-Ingwer-Suppe
Abendessen
Lachs mit Grünkohl und Quinoa

Tag 8
Frühstück
Gemüse-Frittata-Muffins
Mittagessen
Einfaches Sandwich mit Bohnenaufstrich
Gekneteter Kohlsalat
Abendessen
Lachspäckchen mit Naturreis
Pak-Choi mit Ingwer

Tag 9
Frühstück
Chia-Müsli
Mittagessen
Wrap mit pochiertem Kräuterlachs und fettarmer Zaziki-Sauce
Feiner Zucchinisalat
Abendessen
Zitronenhähnchen mit Saisongemüse

Tag 10
Frühstück
Würziges Amarant-Frühstück mit hausgemachtem Mandeldrink
Mittagessen
Roter Linsenaufstrich auf Keim-Tortilla
Sommerlicher Quinoa-Salat mit Zitronen-Kreuzkümmel-Vinaigrette
Abendessen
Heilbutt in Walnuss-Quinoa-Kruste
Grünkohlsalat mit Basilikum-Avocado-Dressing

Tag 11

Frühstück
Knusperfrühstück
Mittagessen
Quinoa-Grünkohl-Küchlein mit Curry-Joghurt-Sauce
Junge-Erbsen-Salat
Abendessen
Lachs vom Holzbrett
Kurz gedünsteter Mangold

Tag 12

Frühstück
Eiweißreiche Mandelmuffins ohne Mehl
Mittagessen
Gemüseeintopf mit schwarzen Bohnen auf roter Quinoa
Rucola-Spinat-Salat mit Erdbeer-Balsamico-Vinaigrette
Abendessen
Heilbutt mit Paprika und Oliven
Ganz einfacher Blattkohl

Tag 13

Frühstück
Frühstücksburritos
Mittagessen
Zitronenheilbutt oder -lachs auf Curry-Hirse-Salat

Abendessen
Putenhackbraten
Gebratener Blumenkohl

Tag 14

Frühstück
Grüne Eiweiße
Mittagessen
Blattkohl-Wraps mit Bohnensalat
Schnelle Brokkoli-Lauch-Suppe
Abendessen
Lachs in Nori-Blättern
Kräuter-Quinoa
Spargel mit Sesam

Tag 15

Frühstück
Eierfädensuppe
Mittagessen
Schnelle Linsen-Gemüse-Suppe
Rucola-Spinat-Salat mit Erdbeer-Balsamico-Vinaigrette
Abendessen
Nori-Wraps mit Spargel und Lachs

Noch mehr Optionen für den Abend

Belebende Miso-Suppe
Lachsfrikadellen
Grundrezept Gemüse-Frittata

Rezepte

Diese spektakulären und fantasievollen Rezepte stammen von Charlotte Hardwick, einer wahrhaft inspirierenden Köchin. Sie ergeben gesunde Mahlzeiten, die der ganzen Familie schmecken werden. Hier werden keinerlei Werte angegeben, weil für diese Rezepte nur besonders wertvolle Zutaten aus unseren Tabellen verwendet werden. Sobald Sie solche Nahrungsmittel wählen, müssen Sie sich den Kopf nicht mehr über Zahlen zerbrechen. Genießen Sie einfach.

SPINAT-BASILIKUM-OMELETT

4 Eiweiße
2 EL Magermilch
1 TL frischgehacktes Basilikum
1 Prise Meersalz
1 Prise frischgemahlener schwarzer Pfeffer
1 TL Olivenöl extra vergine
1 TL gehackte Frühlingszwiebeln
25 g frischer junger Spinat, gehackt
1 EL geriebener Parmesan oder zerkrümelter Ziegenkäse
1 TL frischgehackte Petersilie

181

Eiweiße, Milch, Basilikum, Salz und Pfeffer in einer kleinen Schüssel verrühren. Das Olivenöl in einer kleinen Pfanne auf mittlerer Stufe erhitzen und die Frühlingszwiebeln unter Rühren weichdünsten. Rühren Sie den Spinat ein. Sobald er zusammenfällt, die Eiweißmischung darübergießen. Den Herd ein wenig zurückschalten und warten, bis die Ränder leicht gebräunt sind. Sobald die Ränder fest sind, vorsichtig mit einem Bratenwender anheben, die Pfanne schief halten, damit die flüssige Eimasse abläuft und gegart wird. Den Käse darüberstreuen und das Omelett mit dem Bratenwender zusammenschlagen. Vorsichtig aus der Pfanne gleiten lassen, mit frischer Petersilie bestreuen. Sofort servieren.

Für 2 Personen

LACHSSALAT AUF WEIZENKEIMBROT

200 g Wildlachs aus der Dose
50 g Stangensellerie, würfelig geschnitten
½ kleine rote Zwiebel, würfelig geschnitten
2 EL frischgehackter Dill
1 EL frischgehackter Schnittlauch
3 EL Kapern, abgetropft
2 EL frischer Zitronensaft
2 EL Olivenöl extra vergine oder fettarmer Naturjoghurt
1 Prise Meersalz
1 Prise frischgemahlener schwarzer Pfeffer

Lachs, Stangensellerie, Zwiebel, Dill, Schnittlauch und Kapern in eine kleine Schüssel geben. Zitronensaft, Öl, Salz und Pfeffer in einem anderen kleinen Gefäß verschlagen. Über

182

den Lachs träufeln und vorsichtig durchmischen. Auf Weizen-keimbrot, grünem Salat oder in einem Wrap servieren.

Für 2 Personen

QUINOA-TABOULÉ

480 ml Wasser
170 g Quinoa
Meersalz
1 Gurke
1 Tomate
1 Bund frische Minze
½ Bund frische Petersilie
2 EL frischer Zitronensaft
3 EL Olivenöl extra vergine
2 EL frischgehackter Schnittlauch
1 EL Pinienkerne
1 EL Chia-Samen
2 EL zerkrümelter Feta

Wasser in einem kleinen Topf zum Kochen bringen. Quinoa abbrausen und mit einer Prise Meersalz ins kochende Wasser geben. Quinoa mit Wasser bedeckt etwa 20 Minuten auf niedriger Stufe köcheln lassen, bis das ganze Wasser aufgesaugt ist. Während die Quinoa abkühlt, Gurke und Tomate würfelig schneiden. Minze und Petersilie hacken. Quinoa vorsichtig mit Gemüse und Kräutern mischen. Mit Zitronensaft, Olivenöl und Meersalz würzen. Vor dem Servieren mit Schnittlauch, Pinienkernen, Chia-Samen und Feta bestreuen.

183

Das schmeckt als Beilagensalat, auf gemischtem Blattsalat mit einem Stück Fisch oder mit Salatblättern in einem Wrap zum Mitnehmen. Reste halten sich im Kühlschrank 2–3 Tage.

Für 4–6 Personen

ROTE-LINSEN-SUPPE MIT KOHLMIX

2 EL Olivenöl extra vergine
1 mittelgroße Zwiebel, würfelig geschnitten
265 g Süßkartoffeln, geschält, würfelig geschnitten
2 TL gemahlener Kreuzkümmel
2 TL gemahlener Koriander
2 TL gemahlener Zimt
1,5 l Gemüsebrühe
380 g Linsen (getrocknet)
400 g getrocknete Tomaten
Meersalz und frischgemahlener schwarzer Pfeffer
65 g Grünkohl, à la julienne (siehe Anmerkung)
35 g Blattkohl, à la julienne (siehe Anmerkung)

Olivenöl in einem Suppentopf auf mittlerer Stufe erhitzen, Zwiebel und Gewürze hineingeben. Etwa 5 Minuten dünsten, bis die Zwiebelwürfel glasig sind.

Brühe zugießen, Linsen und Tomaten zugeben, mit Salz und Pfeffer würzen. Kohl und Süßkartoffeln zufügen und etwa 5 Minuten kochen lassen, bis das Gemüse weich wird, aber noch hellgrün ist. Auf niedriger Stufe köcheln lassen, bis die Linsen weich sind. Als Suppe servieren oder auf roter Quinoa anrichten. Köstlich schmeckt das Gericht auch mit Joghurt und Mandelsplittern garniert.

Anmerkung: Grünkohl und Blattkohl schneiden Sie, indem Sie die Stiele entfernen, die Blätter übereinander legen, einrollen und dann in dünne Streifen schneiden, das nennt man *à la julienne.*

Für 8 bis 10 Personen

QUINOA MIT HAUSGEMACHTER MANDELMILCH UND BLAUBEEREN

170 g Quinoa, gewaschen
360 ml Wasser
240 ml Mandelmilch (siehe folgendes Rezept)
2 EL Chia-Samen
gemahlener Zimt (nach Belieben)
1 Handvoll Blaubeeren (wahlweise)

In einem großen Topf Quinoa, Wasser und Mandelmilch (hausgemacht, siehe nachfolgendes Rezept, oder gekauft) vorsichtig zum Kochen bringen und etwa 20 Minuten köcheln lassen, bis die Flüssigkeit aufgesogen ist. Chia unterrühren. Gekochte Quinoa nach Belieben mit Zimt bestreuen, wahlweise Blaubeeren darübergeben. Wer es etwas süßer mag, gibt noch Mandelmilch dazu.

Für 3–6 Personen

HAUSGEMACHTE MANDELMILCH

145 g rohe Bio-Mandeln
720 ml Wasser, plus Einweichwasser
2 Datteln (Medjool), entsteint
1 TL Vanilleextrakt
1 Prise Meersalz

Mandeln in einer großen Schüssel mit Wasser bedecken. Über Nacht bei Raumtemperatur stehen lassen. Wasser abgießen, Mandeln abbrausen. Mandeln mit 720 ml Wasser in einen Mixer geben, 1–2 Minuten auf hoher Stufe mixen. Die entsteinten Datteln und den Vanilleextrakt zufügen, nochmals mixen. Alles durch ein mit einem Leinentuch ausgelegtes Sieb in einen weiten Krug, oder zunächst in eine Schüssel und dann in den Krug gießen. Eventuell müssen Sie mit einem Teigspatel ein wenig nachhelfen.

Hält sich im Kühlschrank 3–4 Tage und ist ein köstlicher Ersatz für Kuhmilch. Sie können dieses Rezept leicht verdoppeln oder verdreifachen, je nachdem, wie viel Sie brauchen.

Variation
Cremiger wird es, wenn Sie nur 480 ml Wasser verwenden. Süßer wird es mit 1–2 zusätzlichen Datteln.

CURRY-HÄHNCHEN-SALAT AUF KEIM-WRAP

4 Hähnchenbrustfilets ohne Haut
2 EL Olivenöl extra vergine
Meersalz
7 EL fettarmer Naturjoghurt

186

1 EL frischer Zitronensaft
2 TL Currypulver
3 EL frischgehackter Schnittlauch
2 EL frischgehackte Korianderblätter
frischgemahlener schwarzer Pfeffer
1 kleiner Apfel (Granny Smith), entkernt
2 EL Mandelblättchen
gehackte Frühlingszwiebeln und Petersilie zum Garnieren
  (wahlweise)

Backofen auf 190 °C vorheizen. Hähnchenbrustfilets mit
Olivenöl beträufeln und mit Meersalz bestreuen. In einem
Bräter 35 Minuten garen. Joghurt, Zitronensaft, Currypulver,
Schnittlauch, Korianderblätter, Salz und Pfeffer zu einem
Dressing verrühren. Wenn das Hähnchen gar ist, abkühlen
lassen, dann in kleine Stücke schneiden und mit dem Dres-
sing vermengen. Apfelstückchen und Mandeln unterziehen.
Auf gemischtem grünen Salat anrichten und wahlweise mit
Frühlingszwiebeln und frischer Petersilie garnieren.

Für 4 Personen

APFELVINAIGRETTE

3 EL Apfelessig
2 TL Dijonsenf
1 EL fein gehackte Schalotten
60 ml Olivenöl extra vergine
1 Prise Meersalz und frischgemahlener schwarzer Pfeffer

Alle Zutaten vermengen.

GEBRATENER HEILBUTT MIT PETERSILIE UND KAPERN

1 EL frischgehackte Petersilie, plus Petersilie zum Garnieren
1 EL frischgehackte Minze
1 EL cremiger fettarmer Naturjoghurt
1 EL Kapern, abgetropft
1 EL abgeriebene Schale einer unbehandelten Zitrone
2 Filets von wildem Heilbutt (je 110 bis 170 g),
frischer Zitronensaft (nach Belieben)

Backofen auf 175 °C vorheizen. Kräuter, Joghurt, Kapern und Zitronenschale in einer kleinen Schale mischen, den Heilbutt damit einreiben. In einer Auflaufform 25 Minuten braten und mit oder auf feinem Spargelsalat servieren. Petersilie und etwas Zitronensaft darübergeben.

Variation
Sie können der Joghurt-Kräuter-Mischung Chia-Samen oder Sesamsamen zufügen, um eine dickere Kruste zu erhalten.

Für 2 Personen

FEINER SPARGELSALAT

1 Bund frischer Spargel, holzige Enden abgeschnitten
2 EL frischer Zitronensaft
60 ml Olivenöl extra vergine
1 Knoblauchzehe, fein gehackt
Meersalz und frischgemahlener schwarzer Pfeffer

Mit einem Sparschäler von der Spargelspitze beginnend vorsichtig dünne Stücke abhobeln. Sie erhalten einen Berg dünne »Spargelbänder«. Wenn nur noch ein sehr dünnes Stück Spargel übrig ist, schneiden Sie es in dünne Stifte. Sie können nichts falsch machen; der Spargel muss einfach dünn sein, weil er roh gegessen wird. Aus Zitronensaft, Olivenöl und Knoblauch eine Vinaigrette rühren. Über den Spargel träufeln, mit Meersalz und Pfeffer abschmecken. 30 Minuten durchziehen lassen.

Variation
Für ein Hauptgericht richten Sie den marinierten Spargel auf grünem Salat an und bestreuen ihn mit Walnüssen, Mandeln oder Sonnenblumenkernen, damit er zusätzlich »Biss« und Eiweiß erhält. Streuen Sie zerkrümelten Feta oder geriebenen Parmesan darüber oder beträufeln Sie den Salat mit Zitronen-Tahin-Dressing oder Miso-Tahin-Dressing (Seite 241), um den Geschmack abzuwandeln.

Für 2 Personen

GRÜNKOHLFRITTATA MIT FETA UND TOMATEN

1 TL Olivenöl extra vergine, plus Öl für die Pfanne
50 g gehackte Frühlingszwiebeln
2 Schalotten, gehackt
75 g Kirschtomaten, halbiert oder geviertelt
260 g Grünkohl, entstielt und gehackt
245 g Eiweiße, verschlagen
2 EL fettarme Milch
Meersalz und frischgemahlener schwarzer Pfeffer

4 EL frischgehackte Petersilie
3 EL zerkrümelter Feta

Backofen auf 190 °C vorheizen. Eine Auflaufform von 23 cm Durchmesser mit Olivenöl fetten. Einen TL Olivenöl in einer Pfanne auf niedriger Stufe erhitzen, Frühlingszwiebeln und Schalotten darin weichdünsten. Tomaten und Grünkohl zufügen und garen, bis der Grünkohl fast weich ist. Herd abschalten, Eiweiße, Milch, etwas Salz und Pfeffer miteinander verschlagen. Kohlmischung unterrühren. Petersilie zur Hälfte zufügen. Feta untermischen und die Masse in die Auflaufform geben. Etwa 20 Minuten im Backofen backen, bis die Oberfläche goldbraun ist. Abkühlen lassen und in Stücke schneiden und mit der restlichen Petersilie bestreuen.

Für 3 Personen

ASIATISCHES HÄHNCHEN AUF GEMISCHTEM SALAT

280 g gebratene Hähnchenbrust, in kleine Stücke geschnitten, ohne Haut und Knochen
90 g gedämpfter und abgekühlter Spargel oder Brokkoli
75 g rote Paprika, würfelig geschnitten
80 ml Olivenöl extra vergine
60 ml Apfelessig
1 TL weiße Sesamsamen
2 EL Honig
2 TL Tamari
50 g gehackte Frühlingszwiebeln
2 TL Chia-Samen
2 TL schwarze Sesamsamen

Hähnchen und Gemüse in einer großen Schüssel mischen. Olivenöl, Essig, weiße Sesamsamen, Honig und Tamari in einem verschlossenen Glas schütteln, bis sie emulgiert sind. Hähnchenmischung mit dem Dressing beträufeln und mit Frühlingszwiebeln, Chia-Samen und schwarzen Sesamsamen bestreuen. Auf gemischtem Blattsalat anrichten.

Für 4 Personen

MAISSUPPE

2 EL Olivenöl extra vergine
270 g tiefgekühlter Bio-Mais
1 kleine Küchenzwiebel, würfelig geschnitten
45 g in schmale Ringe geschnittener Lauch, nur weiße und
  hellgrüne Teile
Meersalz und frischgemahlener schwarzer Pfeffer
720 ml Wasser oder Gemüsebrühe
gehackter Schnittlauch, Petersilie oder Frühlingszwiebeln zum
  Garnieren (wahlweise)

Olivenöl in einem mittelgroßen Topf auf mittlerer Stufe erhitzen. Mais, Zwiebeln und Lauch darin weichdünsten. Mit Meersalz und Pfeffer würzen und umrühren. Brühe angießen und 30 Minuten schwach kochen lassen. Portionsweise im Mixer oder mit dem Pürierstab glatt pürieren. Mit Schnittlauch, Petersilie oder Frühlingszwiebeln garnieren.

Für 4 Personen

ZITRONENHEILBUTT AUF GEBRATENEM GRÜNKOHL

1 unbehandelte Zitrone
Olivenöl extra vergine
2 Heilbutt-Filets (je 110–170 g)
1 Bund Grünkohl, nur die Blätter
Meersalz

Backofen auf 190 °C vorheizen. Zitronenschale und -saft mit einem Esslöffel Olivenöl verrühren, den Fisch in eine flache Auflaufform geben und damit beträufeln. Die Grünkohlblätter in mundgerechte Stücke reißen, in eine Schüssel geben und mit so viel Olivenöl beträufeln, dass alle Blätter damit überzogen sind. Mit einer Prise Salz bestreuen und mit den Händen mischen. Grünkohl auf einem Backblech mit Rand verteilen. Fisch 10 Minuten im Backofen garen, dann den Grünkohl in den Backofen geben. Beides zusammen 5 Minuten braten, dann den Grünkohl wenden und weitere 5 Minuten garen. Fisch auf dem Grünkohl anrichten.

Für 2 Personen

MILCHFREIE GEMÜSE-FRITTATA

2 EL Olivenöl extra vergine, plus Öl für die Pfanne
2 EL gehackte Frühlingszwiebeln
25 g gehackter Brokkoli
40 g gehackte rote Paprika oder Tomate
6 Eiweiße, verschlagen
1 Prise Meersalz und frischgemahlener schwarzer Pfeffer

Backofen auf 190 °C vorheizen. Eine Auflaufform von 23 cm Durchmesser mit wenig Olivenöl ausstreichen. 2 Esslöffel Olivenöl in einer Pfanne auf mittlerer Stufe erhitzen und Frühlingszwiebeln, Brokkoli und Paprika andünsten, dann in eine Schüssel geben. Eiweiße, Salz und Pfeffer schaumig schlagen. Eiweiße über das Gemüse gießen und vorsichtig mischen. In die Auflaufform geben und etwa 15 Minuten im Backofen backen, bis die Oberfläche goldbraun ist. An den Rändern mit einem Messer lösen und vor dem Servieren in Stücke schneiden.

Für 4 Personen

BOHNEN-PILZ-SUPPE MIT GRÜNKOHL

2 EL Olivenöl extra vergine
1 große Zwiebel, würfelig geschnitten
2 Knoblauchzehen, fein gehackt
140 g Champignons, fein geschnitten
900 g Kürbis (Butternut) oder Süßkartoffeln,
  geschält und würfelig geschnitten
240 g schwarze Bohnen aus der Dose, abgespült und abgetropft
2 l Gemüse- oder Hühnerbrühe oder Wasser
2 Lorbeerblätter
520 bis 800 g Grünkohl, entstielt und gehackt
frischgemahlener schwarzer Pfeffer und Meersalz

Olivenöl in einem Topf auf mittlerer Stufe erhitzen, Zwiebel darin weichdünsten. Knoblauch zugeben und eine weitere Minute dünsten.
  Nun die Pilze hinzufügen – eventuell portionsweise, je

nach Größe des Topfes. Kürbis und schwarze Bohnen unterrühren. Nun Brühe oder Wasser angießen und Lorbeerblätter zugeben. Zum Kochen bringen und abschäumen. Herd zurückschalten und 30–60 Minuten schwach kochen lassen. Wenn Sie Wasser verwenden, wird die Gemüsebrühe umso besser, je länger Sie das Gemüse köcheln lassen. Kurz vor dem Servieren den Grünkohl einrühren, die Blätter müssen leuchtend grün bleiben. Mit Salz und Pfeffer würzen. Sie können auch andere Pilze für diese Suppe verwenden. Shiitake-Pilze oder braune Champignons verleihen ihr ein besonderes Aroma. Wenn Sie es eilig haben, können Sie vorgeschnittene Champignons verwenden. Diese Suppe kann als Beilage, Hauptgang oder mit Quinoa als herzhafte, die Abwehr stärkende Mahlzeit serviert werden.

Für 8 Personen

DIJON-VINAIGRETTE

3 EL Champagner- oder Apfelessig
1 EL fein gehackte Schalotten
½ TL Dijonsenf
80 ml Olivenöl extra vergine
Meersalz und frischgemahlener schwarzer Pfeffer

Variation
Fügen Sie ½ TL frischgehackten Thymian, Minze, Basilikum oder Estragon hinzu.

PUTENBURGER

680 g mageres Putenhackfleisch
4 EL Chia-Samen
60 ml Orangensaft
2 EL frischer Limonensaft
3 EL Sesamsamen
25 g gehackte Frühlingszwiebeln
3 EL frischgehackte Korianderblätter
2 EL Tamari
2 EL frischer Ingwer, geschält und fein gehackt
Meersalz und frischgemahlener schwarzer Pfeffer
Olivenöl extra vergine (wahlweise)

Alle Zutaten außer dem Olivenöl vermengen und daraus 8 Frikadellen formen. Ein wenig Olivenöl in einer Pfanne erhitzen. Die Frikadellen von jeder Seite 8 Minuten braten. Auf Weizenkeimbrot oder grünem Salat servieren.

Ergibt 8 Burger

GERÖSTETER BROKKOLI

1 großer Brokkoli
2 EL Olivenöl extra vergine
abgeriebene Schale einer unbehandelten Zitrone
Meersalz

Backofen auf 200 °C vorheizen. Den Brokkoli mitsamt dem Strunk der Länge nach halbieren, dann vierteln. So fortfahren, bis Sie relativ kleine Brokkoli-Röschen mit langen Stielen haben. Diese mit Öl, Zitronenschale und Salz mischen. Auf ein Backblech legen und etwa 20 Minuten rösten, bis sie goldbraun sind. Diese knusprigen Brokkoli-Röschen sind der absolute Hit!

Für 2 Personen

FRITTATA MIT SPINAT UND ZIEGENKÄSE

1 EL Olivenöl extra vergine
1 Zwiebel, gehackt
60 g frischer Spinat
3 Eier
6 Eiweiße
30 g Ziegenkäse, zerkrümelt
1 EL frischgehackte Petersilie

Backofen auf 190 °C vorheizen. Olivenöl in einer Backofengeeigneten Pfanne mit 23–25 cm Durchmesser auf mittlerer Stufe erhitzen, Zwiebel darin weichdünsten. Den Spinat zugeben und garen, bis er zusammenfällt. Eier und Eiweiße miteinander verschlagen und über Zwiebel und Spinat gießen. Auf niedriger Stufe garen, Ränder mit einem Spatel lösen, damit die Frittata nicht haften bleibt und die flüssige Eimasse abfließen kann. Mit Käse bestreuen und etwa 20 Minuten im Backofen backen, bis die Frittata goldbraun ist. An den Rändern mit dem Spatel lösen und zum Abkühlen auf einen Teller gleiten lassen. In Stücke schneiden und vor dem Servieren mit Petersilie bestreuen.

Für 6 Personen

WALNUSS-PAPRIKA-AUFSTRICH AUF KEIM-TORTILLA

60 g Walnüsse
1 Knoblauchzehe
1 Frühlingszwiebel, geputzt
130 g fettarmer Naturjoghurt
50 g gehackte rote Röstpaprika
1 EL Chia-Samen
1 EL frischgehacktes Basilikum
½ TL scharfe Chiliflocken
Saft von zwei Zitronen
Meersalz und frischgemahlener schwarzer Pfeffer

Alle Zutaten im Mixer oder in der Küchenmaschine zu einer glatten, cremigen Masse verarbeiten. Eine Keim-Tortilla damit bestreichen, Lieblingsgemüse darauf und zu einem Wrap falten.

Für 2 Personen

GEBRATENER CURRYLACHS

1 Wildlachsfilet (115 bis 170 g)
2 TL Olivenöl extra vergine
1 TL gemahlener Kreuzkümmel
1 TL Currypulver
1 Prise Meersalz
1 Zitrone
1 EL frischgehackte Korianderblätter

Backofen auf 175 °C vorheizen. Lachs in einen flachen Bräter legen, mit einem TL Olivenöl bestreichen, mit Kreuzkümmel, Curry und etwas Salz bestreuen. Die Zitrone vierteln und mit dem übrigen Olivenöl bestreichen. Mit dem Lachs 20–25 Minuten braten. Mit Korianderblättern garniert servieren. Sie können auch Olivenöl, Gewürze und 1 Esslöffel Chia-Samen verrühren und den Fisch damit bestreichen, wenn Sie eine dickere Kruste mögen.

Für 1–2 Personen

SELLERIEPÜREE

Knollensellerie ist ein Wurzelgemüse mit etwas eigenartigem Aussehen, doch man kann daraus wunderbare Pürees herstellen.

900 g Knollensellerie, geschält und würfelig geschnitten
Olivenöl extra vergine
240 ml Gemüsebrühe
Meersalz und frischgemahlener schwarzer Pfeffer

Sellerie weichkochen. Wasser abgießen, Sellerie zerstampfen. So viel Brühe und Olivenöl zufügen, dass die richtige Konsistenz erreicht wird. Mit Meersalz und Pfeffer würzen, vor dem Servieren mit etwas Olivenöl beträufeln.

Für 8 Personen

LACHS-GRÜNKOHL-FRITTATA

Sie können die Vorbereitungen am Vorabend erledigen und die Eimischung bis zur Zubereitung am Morgen im Kühlschrank aufbewahren. Grünkohl kann durch Spargel ersetzt werden, wenn dieser Saison hat, oder durch anderes grünes Gemüse.

4 Eier
2 Eiweiße
Meersalz und frischgemahlener schwarzer Pfeffer
Olivenöl extra vergine
50 g Frühlingszwiebeln, würfelig geschnitten
260 g Grünkohl, entstielt und gehackt
2 TL abgeriebene Schale einer unbehandelten Zitrone
2 TL frischgehackter Dill
2 Wildlachsfilets (je 115 g), gegart (siehe Anmerkung) oder
  Wildlachs aus der Konserve
2 EL zerkrümelter fettarmer Feta
frischgehackte Petersilie zum Garnieren

Eier und Eiweiße in einer großen Schüssel miteinander verschlagen. Salzen und pfeffern. Olivenöl in einer ofenfesten Pfanne mit 23 cm Durchmesser auf mittlerer Stufe erhitzen, Frühlingszwiebeln und Grünkohl darin weichdünsten. Mit Salz, Pfeffer, Zitronenschale und Dill würzen. Die Kohlmischung mit den Eiern verrühren.

Den erkalteten Lachs in kleine Stücke schneiden und zu den Eiern geben. Feta unterrühren. Eimischung zurück in die Form geben und auf niedriger Stufe garen, bis die Ränder zu stocken beginnen. Mit Hilfe eines Spatels anheben, damit das flüssige Ei nach unten ablaufen und stocken kann. Dann für etwa 15 Minuten in den Backofen geben, bis die Frittata goldbraun ist. Mit frischer Petersilie und Zitronenschale garnieren. Aufschneiden und servieren.

Anmerkung: Lachsfilets bei 175 °C etwa 20 Minuten im Backofen garen.

Für 6 Personen

LINSEN-GEMÜSE-SUPPE

380 g Linsen (getrocknet)
3 EL Olivenöl extra vergine
320 g gehackte Küchenzwiebeln
180 g gehackter Lauch, nur weiße Teile
100 g Stangensellerie, würfelig geschnitten
120 g Karotten, würfelig geschnitten
Meersalz und frischgemahlener schwarzer Pfeffer
4 EL Tomatenmark
1,5 l Wasser oder Gemüsebrühe
3 Lorbeerblätter

Die Linsen waschen und in einem Topf mit Wasser bedecken. Zum Kochen bringen und abschäumen. Etwa 30 Minuten auf niedriger Stufe weichkochen.

Olivenöl in einem Suppentopf auf mittlerer Stufe erhitzen, Zwiebeln, Lauch, Sellerie und Karotten darin weichdünsten. Mit Salz und Pfeffer würzen und umrühren. Tomatenmark unterrühren. Wasser oder Brühe angießen und Lorbeerblätter zufügen. Gut verrühren, dann die gegarten Linsen dazu-

geben. Zum Kochen bringen und abschäumen. Ohne Deckel
etwa 30 Minuten schwach kochen lassen.

Für 4–6 Personen

KRÄUTER-QUINOA

255 g rote Quinoa
720 ml Wasser oder Gemüsebrühe
3 EL Olivenöl extra vergine
2 EL frischgehacktes Basilikum
4 EL frischgehackte Petersilie
3 EL frischgehackter Thymian
Meersalz und frischgemahlener schwarzer Pfeffer

Quinoa unter fließendem Wasser waschen und abtropfen
lassen. Mit Wasser oder Brühe in einen mittelgroßen Topf
geben. Zum Kochen bringen und abschäumen. Deckel auflegen und 22–25 Minuten auf niedriger Stufe köcheln lassen, bis alle Flüssigkeit aufgenommen wurde. Mit Olivenöl,
Kräutern, Salz und Pfeffer abschmecken. Durchrühren und
servieren.

Für 4 Personen

LACHS IN PINIENKERNKRUSTE

2 EL Dijonsenf
2 Wildlachsfilets (je 115 bis 170 g), ohne Haut
Meersalz und frischgemahlener schwarzer Pfeffer
35 g Pinienkerne

2 EL frischgehackte Petersilie
2 EL frischgehacktes Basilikum
1 TL Chia-Samen

Backofen auf 175 °C vorheizen. Lachsfilets mit Senf bestreichen und mit Salz und Pfeffer würzen. Pinienkerne, Petersilie, Basilikum und Chia-Samen mischen und auf den mit Senf bestrichenen Lachs drücken. 20–25 Minuten im Backofen garen.

Variation
Wer möchte, kann anstelle der Pinienkerne Mandeln oder Walnüsse verwenden.

Für 2 Personen

QUINOA-BOHNEN-SALAT MIT KORIANDERDRESSING

140 g Quinoa
360 ml Wasser
1 Prise Meersalz
520 g gekochte schwarze Bohnen
Korianderdressing (siehe nachfolgendes Rezept)
150 g Kirschtomaten, halbiert

Quinoa unter fließendem Wasser waschen und abtropfen lassen. Quinoa mit Wasser und Salz zum Kochen bringen. Abschäumen, Herd zurückschalten, Deckel auflegen und 15–20 Minuten schwach kochen lassen, bis das Wasser aufgesogen wurde. Vom Herd nehmen und abkühlen lassen. Die schwarzen Bohnen mit der erkalteten Quinoa in eine Schüssel geben. Mit dem Dressing verrühren. Tomaten vorsichtig unterheben.

Für 4–6 Personen

KORIANDERDRESSING

3 EL frischer Limonensaft
120 ml Olivenöl extra vergine
1 Knoblauchzehe, fein gehackt
16 g frischgehackte Korianderblätter
eine Prise Meersalz
½ TL scharfe Chiliflocken

Alle Zutaten im Mixer verarbeiten.

GEMÜSE-BOHNEN-PÄCKCHEN MIT POCHIERTEM EI

Sie können die Päckchen am Vorabend vorbereiten und dann im Backofen garen, während Sie das pochierte Ei zubereiten. Auch Rührei (aus Eiweißen) passt dazu.

135 g Süßkartoffeln, geschält, würfelig geschnitten
75 g gelbe oder orangefarbene Paprika, würfelig geschnitten
75 g rote Paprika, würfelig geschnitten
15 g Spinat, gehackt
200 g weiße Bohnen aus der Dose, abgespült und abgetropft
1 TL Olivenöl
1 TL gemahlener Kreuzkümmel
eine Prise frischgemahlener schwarzer Pfeffer
eine Prise Meersalz

Backofen auf 190 °C vorheizen. Zwei Quadrate aus Backpapier oder Alufolie mit 40 cm Seitenlänge auf der Arbeitsfläche auflegen. Süßkartoffeln, Paprika, Spinat und Bohnen in eine Schüssel geben. Mit Olivenöl und Kreuzkümmel vermengen, salzen und pfeffern. Gemüsemischung auf die Quadrate verteilen. Papier über dem Gemüse zusammenfalten, die Kanten gut verschließen. Die Päckchen auf ein Backblech legen und etwa 25–30 Minuten garen. In der Zwischenzeit die Eier pochieren (siehe nachfolgendes Rezept). Päckchen auf Teller legen und vorsichtig – heißer Dampf! – öffnen, je ein pochiertes Ei darauflegen. Genießen Sie diese eiweiß- und ballaststoffreiche Mahlzeit.

Variation
Sie können anstelle der weißen auch schwarze Bohnen verwenden.

Für 2 Personen

PERFEKT POCHIERTE EIER

Verwenden Sie dafür möglichst frische Eier. Wasser in einem flachen Topf bis knapp an den Siedepunkt erhitzen. 2 TL Weißwein- oder Apfelessig ins Wasser geben, dadurch stockt das Eiweiß leichter. Ei aufschlagen und vorsichtig ins Wasser gleiten lassen. Mit einem Löffel vorsichtig das Eiweiß über den Dotter ziehen. Herd abschalten und Deckel auflegen. Ei etwa 3 Minuten garen lassen, je nach Größe und gewünschter Festigkeit. Ei dann mit einem Schaumlöffel herausheben und abtropfen lassen.

WEISSE BOHNEN UND THUNFISCH AUF DUNKLEM BLATTGEMÜSE MIT CREMIGER KORIANDERVINAIGRETTE

425 g weiße Bio-Bohnen aus der Dose
170 g Thunfisch aus der Dose, in Wasser eingelegt
2 Selleriestangen, sehr fein geschnitten
1 Bund Radieschen, grüne Teile abgeschnitten, dünn geschnitten
Cremige Koriandervinaigrette (siehe nachfolgendes Rezept)
1 kleiner Radicchio
20 g Rucola
30 g Brunnenkresse oder Spinat
1 Zitrone
2 EL Olivenöl extra vergine
frischgemahlener schwarzer Pfeffer und Meersalz
frischgehackte Petersilie und Schnittlauch

Bohnen und Thunfisch abseihen und abbrausen. Bohnen, Sellerie und Radieschen in eine Schüssel geben und mit 2 Esslöffeln Koriander-Dressing beträufeln. Gut durchrühren. Abgetropften Thunfisch in große Stücke teilen und zu den Bohnen geben. Vorsichtig umrühren und einen weiteren Esslöffel Dressing zufügen. Radicchio hacken und mit Rucola und Brunnenkresse bzw. Spinat in einer großen Schüssel mischen. Zitronensaft und Olivenöl darüber träufeln. Mit Salz und Pfeffer würzen und durchrühren. Alles auf dem Salat anrichten, mit Petersilie und Schnittlauch garnieren.

Variation

Wer mag, kann den Thunfisch durch Wildlachs aus der Dose ersetzen. Wahlweise lassen sich auch andere Blattgemüse verwenden. Sie können auch Olivenöl und Zitronensaft durch mehr Korianderdressing ersetzen.

Für 4 Personen

CREMIGE KORIANDERVINAIGRETTE

60 ml fettfreie Buttermilch
1 EL Champagner-Essig
3 EL fettarmer Naturjoghurt
1 Knoblauchzehe, fein gehackt
1 TL gemahlener Koriander

Alle Zutaten gut verrühren.

EINFACHE KAROTTEN-INGWER-SUPPE

3 EL Olivenöl extra vergine
1 Küchenzwiebel, gehackt
3 EL frischer Ingwer, geschält und fein gehackt
1 Knoblauchzehe, fein gehackt
1 Prise Currypulver
1 Prise gemahlener Zimt
1,5 l Wasser oder Gemüsebrühe
680 g Karotten, geschält und gehackt
frischgehackte Petersilie zum Garnieren

Olivenöl in einem Topf auf mittlerer Stufe erhitzen. Zwiebel, Ingwer und Knoblauch darin weichdünsten. Curry und Zimt einrühren. Brühe und Karotten zufügen. Zum Kochen bringen und abschäumen. Ohne Deckel etwa 30 Minuten auf niedriger Stufe kochen lassen, bis die Karotten weich sind. Suppe mit Pürierstab oder im Mixer pürieren. Vor dem Servieren mit Petersilie bestreuen.

Für 6 bis 8 Personen

LACHS MIT GRÜNKOHL UND QUINOA

480 ml Wasser
170 g Quinoa, gewaschen
260 g Grünkohl, entstielt und gehackt
4 EL frischgehackte Minze
3 EL gehackte Frühlingszwiebeln
abgeriebene Schale und Saft einer unbehandelten Zitrone
Meersalz und frischgemahlener schwarzer Pfeffer
4 Wildlachsfilets (je 115 bis 170 g), ohne Haut
1 EL Olivenöl extra vergine
3 EL Walnüsse

Backofen auf 220 °C vorheizen. In einer Auflaufform von 23 x 33 cm Wasser und gewaschene Quinoa mischen. Grünkohl, Minze, Frühlingszwiebeln, Zitronenschale und Meersalz zufügen. Lachsfilets mit Zitronensaft und etwas Olivenöl bestreichen, salzen und pfeffern. Lachs auf die Quinoa-Mischung setzen. Mit Alufolie abdecken und 35 Minuten garen. Vor dem Servieren den Fisch mit Walnüssen bestreuen.

Für 4 Personen

GEMÜSE-FRITTATA-MUFFINS

Olivenöl extra vergine
12 Eiweiße
120 ml Magermilch
1 Prise Meersalz
1 Prise frischgemahlener schwarzer Pfeffer
1 kleine Zwiebel, gehackt
35 g Champignons, gehackt
60 g gehackte Zucchini
40 g gehackte rote Paprika
2 EL frischgehacktes Basilikum
2 EL frischgehackte Petersilie
2 EL Chia-Samen
3 EL geriebener Parmesan

Backofen auf 175 °C vorheizen. 12 herkömmliche oder 24 Mini-Muffin-Förmchen mit wenig Öl ausstreichen oder Papierförmchen verwenden. Eiweiße, Milch, Salz und Pfeffer verquirlen. Etwas Olivenöl in einer Pfanne auf mittlerer Stufe erhitzen. Zwiebel, Champignons, Zucchini und Paprika darin dünsten. Zur Eimischung geben. Basilikum, Petersilie, Chia und Käse einrühren. Die Masse gleichmäßig auf die vorbereiteten Muffin-Förmchen verteilen. Etwa 20 Minuten backen, bis die Oberfläche goldbraun ist.

Ergibt 12 herkömmliche oder 24 kleine Muffins.

EINFACHES SANDWICH MIT BOHNENAUFSTRICH

360 g gekochte weiße Bohnen
1 Knoblauchzehe
3 EL Olivenöl extra vergine
3 EL Tahin (Paste aus Sesamkörnern)
3 EL frischer Zitronensaft

Alle Zutaten im Mixer oder in der Küchenmaschine zu einer glatten Masse verarbeiten. Ist die Masse zu dick, ein wenig Wasser zufügen, bis die gewünschte Konsistenz erreicht ist. Sie dickt im Kühlschrank nach.

Eine Scheibe Weizenkeimbrot oder Hirsebrot damit bestreichen und mit Gemüse, zum Beispiel Avocadoscheiben, Salatblättern, Tomatenstückchen oder Karottenscheibchen belegen.

Variation

Vor dem Servieren mit etwas gemahlenem Kreuzkümmel und frischgehackter Petersilie bestreuen. Verwenden Sie schwarze anstatt der weißen Bohnen.

GEKNETETER KOHLSALAT

1 kleines Bund Grünkohl
2 EL Olivenöl extra vergine
Meersalz
frischer Zitronensaft

Stiele vom Grünkohl entfernen, indem Sie die Kohlblätter von den Stielen abziehen. Die Blätter aufeinanderstapeln, wie eine Zigarre einrollen und in dünne, bandartige Streifen schneiden. Streifen in eine Schüssel geben und Olivenöl und Meersalz zufügen. Kohl mit den Händen kneten, bis er weich und saftig wird. Dadurch werden die Fasern aufgebrochen und leichter verdaulich. Mit Zitronensaft beträufeln. Kinder helfen hier besonders gerne mit, sie lieben diesen Salat.

Variation
Kneten Sie den Kohl nicht mit Olivenöl und Salz, sondern mit dem Zitronen-Tahin-Dressing von Seite 241, fügen Sie geröstete Sonnenblumenkerne, Chia-Samen, Avocado und Äpfel hinzu.

Für 4 Personen

LACHSPÄCKCHEN

Auf diese Weise lässt sich Fisch, der beim Grillen leicht zerfällt, gut zubereiten. Das Garen in Pergament unterstützt das Aroma und schont Vitamine und Mineralstoffe. Der Backofen bleibt sauber, das Haus frei von Fischgeruch!

2 Wildlachsfilets (115–170 g)
Olivenöl extra vergine
Meersalz und frischgemahlener schwarzer Pfeffer
gemahlenener Kreuzkümmel
gemahlenener Ingwer oder frischer Ingwer,
    geschält und fein gehackt
Zitronen- oder Orangenscheiben
grüne oder schwarze Oliven, fein geschnitten

Backofen auf 190 °C vorheizen. Lachs mit etwas Olivenöl bestreichen, mit Salz, Pfeffer, Kreuzkümmel und Ingwer nach Geschmack würzen. Zwei Stück Pergamentpapier zuschneiden (30 x 40 cm) und auf die saubere Arbeitsfläche legen. Papier in der Mitte zusammenfalten, sodass ein Falz entsteht. Wieder öffnen, Lachsfilet in die Mitte legen. Zitronen- oder Orangenscheiben darauf verteilen. Mit Olivenöl beträufeln, mit Oliven bestreuen. An einer Ecke beginnend das Päckchen zu einem Halbmond falten, die Enden zusammenführen und falten. Päckchen auf ein Backblech legen und 20–25 Minuten garen. Sie können Gemüsewürfel zum Fisch geben und mitgaren. Sie müssen nur so klein sein, dass sie vollständig gegart werden.

Für 2 Personen

NATURREIS

190 g Rundkornnaturreis
720 ml Wasser
eine Prise Meersalz

Reis in einem Sieb waschen. Reis, Wasser und Salz in einem Topf zum Kochen bringen und abschäumen. Abdecken und 45 Minuten köcheln lassen, bis das Wasser aufgesogen ist.

Für 3–4 Personen

PAK-CHOI MIT INGWER

1 EL Olivenöl extra vergine
½ Zwiebel, gehackt
1 Knoblauchzehe, gehackt
1 EL frischer Ingwer, geschält und gehackt
3 Bund Pak-Choi, gehackt
3 EL Wasser oder Gemüsebrühe
1 EL frischer Zitronen- oder Orangensaft
1 EL schwarze Sesamsamen
1 EL gehackte Frühlingszwiebel, nur grüne Teile

Olivenöl in einer Pfanne auf mittlerer Stufe erhitzen, Zwiebel darin weichdünsten. Knoblauch und Ingwer einrühren. Pak-Choi zugeben und mit Zwiebelmischung verrühren. Wasser und Saft zufügen. Etwa 3 Minuten dünsten. Sesamsamen und Frühlingszwiebel hinzufügen und servieren.

Für 2 Personen

CHIA-MÜSLI

2 EL rohe Bio-Sesamsamen
2 EL rohe Bio-Walnüsse
2 EL Chia-Samen
2 EL rohe Bio-Mandeln
20 g rohe Bio-Haferflocken
530 g cremiger fettarmer Naturjoghurt
gemahlener Zimt und frische Beeren zum Garnieren

Die trockenen Zutaten in einer Schüssel mischen. Joghurt darüber gießen und durchrühren. Über Nacht im Kühlschrank ziehen lassen. Pro Portion 125 ml anrichten und mit Zimt und frischen Beeren bestreut servieren.

Für 4 Personen; ergibt etwa ½ Liter

POCHIERTER KRÄUTERLACHS

Dies ist eine einfache und gesunde Zubereitungsart, bei der der Lachs saftig bleibt. Der Lachs kann auf Quinoa-Salat oder grünem Salat angerichtet werden, in einen Wrap gepackt oder zu gedämpftem Grüngemüse serviert werden, wenn es eine fettarme Mahlzeit sein soll.

480 ml Wasser
Meersalz und frischgemahlener schwarzer Pfeffer
2 Zitronen, in Scheiben geschnitten
2 Lorbeerblätter
2 Wildlachsfilets (je 115 g), ohne Haut
2 EL frischgehackte glatte Petersilie

Wasser in einem Topf aufkochen, mit etwas Salz, einer Zitrone und den Lorbeerblättern würzen. Lachs etwa 8 Minuten darin auf niedriger Stufe garen. Herausheben, mit Petersilie und Zitronenscheiben servieren.

Für 2 Personen

ZAZIKI

400 g cremiger fettarmer Naturjoghurt
1 Schlangengurke, geschält und entkernt
1 EL Champagner-Essig
2 EL frischer Zitronensaft
1 EL Olivenöl extra vergine
1 TL fein gehackter Knoblauch
2 TL frischgehackter Dill
Meersalz und frischgemahlener schwarzer Pfeffer

Gurke in feine Würfel schneiden und mit Joghurt in eine Schüssel geben. Essig, Zitronensaft, Olivenöl, Knoblauch, Dill sowie Salz und Pfeffer dazugeben und gut verrühren. Das Zaziki schmeckt besonders gut, wenn es über Nacht durchziehen kann. Passt perfekt zu Fisch oder Hähnchen.

FEINER ZUCCHINISALAT

Ergibt mit einem Lachsfilet oder ein wenig Parmesan und weiteren Gemüsesorten ein Hauptgericht.

1 Zucchini
150 g Kirschtomaten
30 g gehackte Walnüsse oder Mandeln
2 EL frischgehackte Minze
2 EL frischgehacktes Basilikum
Saft einer Zitrone
2 EL Olivenöl extra vergine
Meersalz und frischgemahlener schwarzer Pfeffer

Enden der Zucchini entfernen und mit einem Sparschäler in feine Streifen schneiden. In einer Schüssel Zucchinistreifen, Tomaten, Walnüsse, Minze und Basilikum mischen. Zitronensaft und Olivenöl über das Gemüse träufeln. Durchrühren, salzen, pfeffern und servieren.

Für 2 Personen

ZITRONENHÄHNCHEN MIT SAISONGEMÜSE

1 Bio-Hähnchen von etwa 1,8 kg
2 EL Olivenöl extra vergine
Salz und frischgemahlener schwarzer Pfeffer
1 kleines Bund frischer Thymian, nur Blätter, gehackt
Saisongemüse, zum Beispiel Süßkartoffeln, Kürbis, Brokkoli,
    Blumenkohl oder Rosenkohl
1 Zitrone, geviertelt

Backofen auf 190 °C vorheizen. Hähnchen kalt abbrausen und trockentupfen. Mit einem Esslöffel Olivenöl bestreichen, mit etwas Salz, Pfeffer und dem Thymian würzen. Saisongemüse grob hacken und in eine Schüssel geben. Mit dem zweiten Esslöffel Olivenöl verrühren. Das Hähnchen in einen Bräter oder eine Auflaufform setzen, das Gemüse darum herum verteilen. Die Zitrone in die Bauchhöhle geben. 1½ Stunden braten, bis die Haut goldbraun, der Saft klar und das Fleisch weich ist.

Für 4 Personen

WÜRZIGES AMARANT-FRÜHSTÜCK MIT HAUSGEMACHTER MANDELMILCH

100 g Amarant
240 ml Mandelmilch (siehe S. 186)
120 ml Wasser
1 TL Vanilleextrakt
½ TL gemahlener Ingwer
½ TL gemahlener Zimt
½ TL gemahlener Muskat

Amarant waschen und abtropfen lassen. Mit Mandelmilch und Wasser in einen Topf geben, zum Kochen bringen. Abschäumen und abgedeckt auf niedriger Stufe etwa 20–25 Minuten köcheln lassen. Herd abschalten und etwas eindicken lassen. Vanilleextrakt und Gewürze einrühren. Wer es gerne süßer mag, kann etwas Stevia oder einen Esslöffel gehackte Goji-Beeren dazugeben.

Für 2 Personen

ROTER LINSENAUFSTRICH AUF KEIM-TORTILLA

190 g rote Linsen (getrocknet)
1 Liter Wasser
2 Zimtstangen
2 EL Olivenöl extra vergine
1 kleine Zwiebel, gehackt
30 g Walnüsse
1 TL gemahlener Koriander
1 TL gemahlener Kreuzkümmel

216

1 TL Paprika
½ TL Cayenne-Pfeffer
Meersalz
½ Zitrone

Linsen, Wasser und Zimtstangen in einen Topf geben. Zum Kochen bringen, abschäumen, Deckel auflegen und 30 Minuten auf niedriger Stufe köcheln lassen. Inzwischen das Olivenöl in einer kleinen Pfanne auf mittlerer Stufe erhitzen, Zwiebel darin weichdünsten. Walnüsse, Gewürze und Salz einrühren. Linsen abseihen und in eine Schüssel geben. Die Zwiebelmischung unterrühren und alles pürieren. Mit Zitronensaft abschmecken. Eine Keim-Tortilla damit bestreichen, Lieblingsgemüse daraufgeben und zu einem Wrap falten. Rote Linsen sind sehr schnell gar, das ist also ein schneller, proteinreicher Aufstrich.

SOMMERLICHER QUINOA-SALAT MIT ZITRONEN-KREUZKÜMMEL-VINAIGRETTE

170 g Quinoa
480 ml Wasser
2 EL Olivenöl extra vergine
25 g gehackte Frühlingszwiebeln
90 g gehackter Spargel oder 125 g gehackte Zucchini
70 g frischer oder tiefgekühlter Mais
3 EL frischgehacktes Basilikum
2 EL frischgehackte Petersilie
Salz und frischgemahlener schwarzer Pfeffer
Zitronen-Kreuzkümmel-Vinaigrette (siehe nachfolgendes Rezept)
3 EL gehackte Walnüsse

Quinoa unter fließendem Wasser waschen und abtropfen lassen. Mit Wasser in einen Topf geben, zum Kochen bringen. Den Herd zurückschalten, abdecken und 15–20 Minuten köcheln lassen, bis das ganze Wasser aufgesogen wurde. Inzwischen Olivenöl in einer Pfanne auf mittlerer Stufe erhitzen, Zwiebeln und Spargel darin weichdünsten. Mais zufügen und 2 Minuten dünsten. Kräuter, Salz und Pfeffer dazugeben, dann durchrühren. Gemüse und Quinoa mischen. Vinaigrette und Walnüsse unterrühren.

Für 4 Personen

ZITRONEN-KREUZKÜMMEL-VINAIGRETTE

2 EL frischer Zitronensaft
80 ml Olivenöl extra vergine
1 TL gemahlener Kreuzkümmel

Alle Zutaten gut verrühren.

HEILBUTT IN WALNUSS-QUINOA-KRUSTE

2 Filets von wildem Heilbutt (je 110–170 g), ohne Haut
2 TL Olivenöl extra vergine
Meersalz und frischgemahlener schwarzer Pfeffer
185 g gegarte Quinoa
3 EL gehackte Walnüsse
1 EL Chia-Samen
2 EL abgeriebene Schale einer unbehandelten Zitrone

Backofen auf 175 °C vorheizen. Heilbutt mit einem TL Olivenöl bestreichen, mit Salz und Pfeffer würzen. Quinoa, Walnüsse, Chia-Samen, den zweiten TL Olivenöl und die Zitronenschale in einer kleinen Schüssel mischen. Über den Fisch geben und etwa 20–25 Minuten im Backofen garen.

Für 2 Personen

GRÜNKOHLSALAT MIT BASILIKUM-AVOCADO-DRESSING

225 g Grünkohl, entstielt und gehackt
3 EL cremiges Basilikum-Avocado-Dressing
  (siehe nachfolgendes Rezept)
35 g geröstete Sonnenblumenkerne

Grünkohl in eine Schüssel geben, Dressing darüberträufeln, gut umrühren. Mit den Sonnenblumenkernen bestreuen.

Variation
Für eine schnelle Variante geben Sie nur den Saft einer Zitrone und 1 EL Olivenöl über das Gemüse und rühren um. Zusätzliche Farbe und Biss erhält der Salat durch geriebene Karotten und Rettich.

Für 4 Personen

BASILIKUM-AVOCADO-DRESSING

1 Avocado
1 Knoblauchzehe, fein gehackt
2 EL frischgehacktes Basilikum
2 EL frischer Zitronensaft
2 EL Olivenöl extra vergine
Meersalz nach Geschmack
Wasser oder Champagner-Essig nach Bedarf

Fruchtfleisch einer Avocado mit den übrigen Zutaten im Mixer verarbeiten. Ist das Dressing zu dick, mit Wasser oder etwas Champagner-Essig verdünnen.

KNUSPERFRÜHSTÜCK

35 g rohe Sonnenblumenkerne
35 g rohe Sesamsamen
30 g rohe Kürbiskerne
4 EL Chia-Samen
120 g rohe Walnüsse
100 g roher Amarant
170 g rohe Quinoa
2 TL gemahlener Zimt
2 TL gemahlene Muskatnuss
60 ml Olivenöl extra vergine
3 EL Ahornsirup

Backofen auf 135 °C vorheizen. Alle trockenen Zutaten auf ein Backblech schütten und gut verrühren. Olivenöl und Ahornsirup verrühren, die Mischung damit gleichmäßig überziehen. In einer dünnen Schicht auf dem Blech verteilen. 20 Minuten in den Backofen geben, durchrühren, weitere 20 Minuten backen. Zum Beispiel mit Joghurt und frischen Beeren genießen.

QUINOA-GRÜNKOHL-KÜCHLEIN MIT CURRY-JOGHURT-SAUCE

170 g rote Quinoa
480 ml Wasser
4 Eier
1 TL Meersalz
1 TL frischgemahlener schwarzer Pfeffer
2 TL gemahlener Kreuzkümmel
2 TL gemahlener Koriander
1 TL Paprikapulver
130 g Grünkohl, entstielt und gehackt
50 g gehackte Frühlingszwiebeln
2 EL frischgehackter Dill oder Basilikum
2 EL abgeriebene Schale einer unbehandelten Zitrone
80 g Chia-Samen
30 g Ziegenkäse, zerkrümelt
Curry-Joghurt-Sauce (siehe nachfolgendes Rezept)

Backofen auf 175 °C vorheizen. Quinoa waschen, abtropfen lassen und mit Wasser in einen Topf geben. Zum Kochen bringen. Abschäumen, Deckel auflegen und etwa 20 Minuten köcheln lassen, bis das Wasser aufgesogen ist (rote Quinoa hat eine etwas längere Kochzeit als weiße). Inzwischen Eier mit Salz, Pfeffer, Kreuzkümmel, Koriander und Paprikapulver verquirlen. Grünkohl, Frühlingszwiebeln, Dill und Zitronenschale zufügen. Abgekühlte Quinoa und Chia-Samen einrühren. Wenn die Masse zu dünn ist, noch ein wenig Chia oder Quinoa zugeben. Ziegenkäse dazugeben. Ein Ofenblech mit Backpapier auslegen, Masse zu Küchlein formen und 25 Minuten backen, bis sie gebräunt sind. Mit der Joghurt-Sauce servieren.

Diese Küchlein schmecken warm, man kann sie aber auch nach dem Erkalten einfrieren und einzeln für ein Mittag- oder Abendessen auftauen. Auf warmem Grüngemüse oder Salat anrichten.

Ergibt 12 Küchlein

CURRY-JOGHURT-SAUCE

270 g fettarmer Naturjoghurt
1 TL gemahlener Kreuzkümmel
1 TL Currypulver
1 EL frischer Zitronensaft

Alle Zutaten gut verrühren.

JUNGE-ERBSEN-SALAT

155 g frische oder tiefgekühlte Edamame-Bohnen
Meersalz
140 g frische oder tiefgekühlte Erbsen
180 g frische oder tiefgekühlte Limabohnen
1 EL abgeriebene Schale einer unbehandelten Zitrone
3 EL frischer Zitronensaft
3 EL Champagner-Essig

60 ml Olivenöl extra vergine
2 Frühlingszwiebeln, fein gehackt
3 EL frischgehackte Minze, plus Minze zum Garnieren
2 EL frischgehackter Schnittlauch
frischgemahlener schwarzer Pfeffer

Edamame-Bohnen etwa 4 Minuten in Salzwasser kochen, sie sollten knackig sein. Erbsen etwa 3 Minuten, Limabohnen etwa 5 Minuten in Salzwasser kochen und abseihen. Zitronenschale, -saft, Essig, Olivenöl, Frühlingszwiebeln, Minze und Schnittlauch gut verrühren. Die Vinaigrette über das Gemüse gießen. Mit Salz und Pfeffer abschmecken.

Für 4 Personen

LACHS VOM HOLZBRETT

2 EL Olivenöl extra vergine
2 Wildlachsfilets (je 115 g), ohne Haut
Saft einer Zitrone
Meersalz
1 EL frischgehackte Petersilie

Ein Holzbrett mit einem Esslöffel Olivenöl bestreichen. Das Brett in den Backofen geben, diesen auf 175 °C vorheizen und das Brett 15–20 Minuten erwärmen. Lachs mit dem übrigen Olivenöl und Zitronensaft bestreichen, mit Meersalz würzen. Auf das warme Brett legen und 25 Minuten im Backofen braten. Mit Petersilie und etwas Zitronensaft würzen oder mit etwas Zaziki (siehe S. 214) servieren.

Variation
Sie können auch einen ganzen Lachs auf diese Weise garen und auf dem Brett zu Tisch bringen.

Für 2 Personen

KURZ GEDÜNSTETER MANGOLD

450 g Mangold
1 EL Olivenöl extra vergine
1 Knoblauchzehe, fein geschnitten
1 EL Wasser
frischer Zitronensaft
Meersalz und frischgemahlener schwarzer Pfeffer

Mangoldblätter von den Stielen lösen, Stiele für anderweitige Verwendung aufbewahren. Blätter hacken. Olivenöl in einer Pfanne auf mittlerer Stufe erhitzen, Knoblauch darin goldgelb braten. Mangoldblätter unterrühren, Wasser zufügen. Dünsten, bis der Mangold weich wird. Mit Zitronensaft, Salz und Pfeffer würzen.

Variation
Ersetzen Sie Zitrone durch Essig und Knoblauch durch Zwiebel.

Für 2 Personen

EIWEISSREICHE MANDELMUFFINS OHNE MEHL

220 g rohe oder gemahlene Mandeln
60 ml Mandeldrink
4 EL Ahornsirup
6 Eiweiße
1 TL Vanilleextrakt
1 TL gemahlener Zimt
½ TL Meersalz
4 EL Chia-Samen

Backofen auf 190 °C vorheizen, Papierförmchen in Muffinformen setzen. Mandeln in der Küchenmaschine mehlfein
mahlen oder gemahlene Mandeln kaufen. Mandeldrink,
Ahornsirup, Eiweiße, Vanilleextrakt, Zimt und Salz miteinander verschlagen. Gemahlene Mandeln und Chia zufügen. Alles gut verrühren. Teig in die mit Papierförmchen ausgelegten Muffinformen gießen. Etwa 20 Minuten backen, bis
die Oberfläche goldbraun ist.

Ergibt 12 Muffins

GEMÜSEEINTOPF MIT SCHWARZEN BOHNEN

1–2 EL Olivenöl extra vergine
1 mittelgroße Zwiebel, gehackt
1 TL gemahlener Zimt
2 TL gemahlener Kreuzkümmel
1 TL gemahlener Koriander
1 TL Cayenne-Pfeffer
1 TL Chilipulver

265 g geschälter Butternusskürbis oder Süßkartoffeln
135 g tiefgekühlter oder frischer Mais
1 Liter Gemüsebrühe oder Wasser
400 g Dosentomaten
480 g schwarze Bohnen aus der Dose, abgespült und abgetropft
50 g gehackte rote Grillpaprika

Olivenöl in einem Suppentopf auf mittlerer Stufe erhitzen, Zwiebel darin andünsten. Alle Gewürze einrühren, Kürbis, Mais, Brühe und Tomaten zufügen. Umrühren und 30 Minuten köcheln lassen. Schwarze Bohnen und Paprika zufügen, weitere 5 Minuten köcheln lassen. Zum Beispiel auf roter Quinoa anrichten.

Für 6–8 Personen

HEILBUTT MIT PAPRIKA UND OLIVEN

2 Filets von wildem Heilbutt (je 110 g), ohne Haut
Olivenöl extra vergine
Meersalz und frischgemahlener schwarzer Pfeffer
½ kleine Zwiebel, gehackt
75 g gehackte rote Paprika
75 g gehackte gelbe Paprika
1 TL frischgehackter Rosmarin
1 TL frischgehackter Thymian
60 ml Weißwein oder Gemüsebrühe
65 g Kalamata-Oliven, entsteint und gehackt
2 EL frischgehackte Petersilie

Backofen auf 175 °C vorheizen. Heilbutt mit Olivenöl bestreichen, mit Salz und Pfeffer würzen. Auf ein Backblech legen und etwa 25 Minuten braten. Inzwischen 1–2 Esslöffel Olivenöl in einer Pfanne auf mittlerer Stufe erhitzen, Zwiebel, Paprika, Rosmarin und Thymian darin andünsten. Wein angießen und 2 Minuten köcheln lassen. Gehackte Oliven und Petersilie einrühren. Diese köstliche Tapenade über den Heilbutt geben, servieren.

Für 2 Personen

GANZ EINFACHER BLATTKOHL

2 EL Olivenöl extra vergine
½ Zwiebel, gehackt
1 Knoblauchzehe, gehackt
450 g Blattkohl
Wasser
1 EL Apfelessig oder frischer Zitronensaft

Einen Esslöffel Olivenöl in einer großen Pfanne auf mittlerer Stufe erhitzen, Zwiebel darin andünsten. Knoblauch zugeben und 1–2 Minuten dünsten. Kohlblätter von den Stielen lösen. Übereinanderstapeln, wie eine Zigarre zusammenrollen und in dünne Streifen schneiden. Kohl zur Zwiebel geben, mit Wasser bedecken. Deckel auflegen. Etwa 3 Minuten garen, bis das Gemüse weich, aber noch leuchtend grün ist. Essig und das übrige Olivenöl unterrühren.

Für 2 Personen

FRÜHSTÜCKSBURRITOS

1 EL Olivenöl extra vergine
1 kleine Zwiebel, gehackt
1 Frühlingszwiebel, gehackt
75 g gehackte grüne Paprika
90 g Tomaten, gehackt
35 g Champignons, fein geschnitten
4 Eiweiße
1 TL gemahlener Kreuzkümmel
½ TL gemahlener Koriander
¼ TL Cayenne-Pfeffer
eine Prise Meersalz
eine Prise frischgemahlener schwarzer Pfeffer
2 EL frischgehackte Korianderblätter

Olivenöl in einer Pfanne auf mittlerer Stufe erhitzen. Zuerst die Zwiebeln darin anbraten, dann Paprika, Tomaten und Champignons. Eiweiße eingießen und ein wenig stocken lassen. Gewürze, Salz und Pfeffer hinzufügen. In Keim- oder Maistortillas füllen, mit Korianderblättern garnieren.

Für 2–4 Personen

ZITRONENHEILBUTT

1 unbehandelte Zitrone
1 EL Olivenöl extra vergine
2 Filets vom wilden Heilbutt oder Lachs (je 110–170 g)
1 Frühlingszwiebel, nur grüner Teil, gehackt
frischgehackte Petersilie zum Garnieren

228

Backofen auf 190 °C vorheizen. Zitronenschale und -saft mit Olivenöl verrühren, Fisch damit beträufeln. 20–25 Minuten im Backofen garen. Mit Petersilie und Frühlingszwiebeln garnieren. Besonders appetitlich sieht das Gericht aus, wenn Sie es mit gebratenen Zitronenscheiben garnieren.

Für 2 Personen

CURRY-HIRSE-SALAT

Hirse ist ein glutenfreies Getreide mit viel Protein und Eisen.

200 g Hirse
720 ml Wasser
70 g fettarmer Naturjoghurt
60 ml Olivenöl extra vergine
3 EL Rotweinessig
2 EL Currypulver
1 TL edelsüßes Paprikapulver
1 Prise Meersalz
frischgemahlener schwarzer Pfeffer
30 g junger Spinat, gehackt
60 g Karotten, würfelig geschnitten
35 g Mandeln, gehackt
2 Frühlingszwiebeln, nur weiße Teile, gehackt
4 EL frischgehackte Petersilie

Hirse waschen, mit dem Wasser in einem Topf zum Kochen bringen. Inzwischen Joghurt, Olivenöl, Essig, Currypulver, Paprikapulver, Salz und Pfeffer gut verrühren. Dressing mit

der Hirse mischen. Spinat, Karotten, Mandeln, Frühlingszwiebeln und Petersilie einrühren.

Für 4 Personen

PUTENHACKBRATEN

1–2 EL Olivenöl extra vergine
1 Zwiebel, gehackt
2 EL Tomatenmark
2 EL Senf
900 g Bio-Putenbrust, gehackt
3 große Eier, verschlagen
280 g gegarte und erkaltete Quinoa
80 g Chia-Samen
30 g Spinat, gehackt
130 g Grünkohl, gehackt

Backofen auf 175 °C vorheizen. Olivenöl in einer Pfanne auf
mittlerer Stufe erhitzen, Zwiebel darin weichdünsten. Mit
Tomatenmark und Senf zu einer Paste verrühren. Abkühlen
lassen.

In einer Schüssel Putenhackfleisch, erkaltete Zwiebelmischung, Eier, erkaltete Quinoa, Chia-Samen und gehacktes
Grüngemüse mischen. In eine Kastenform von 22 x 12 cm
geben, 45–60 Minuten braten.

Für 8 Personen

GEBRATENER BLUMENKOHL

1 Blumenkohl
Saft einer halben Zitrone
Olivenöl extra vergine
Meersalz und frischgemahlener schwarzer Pfeffer

Backofen auf 200 °C vorheizen. Blumenkohl in Röschen schneiden, auf einem mit Backpapier ausgelegten Blech verteilen. Mit Zitronensaft und etwas Olivenöl beträufeln. Mit Salz und Pfeffer würzen und etwa 25–30 Minuten backen, bis die Oberfläche goldbraun ist.

Variation
Sie können das Olivenöl mit Gewürzen oder Kräutern verrühren. Es schmeckt auch köstlich, wenn man Chia- oder Sesamsamen über den gebackenen Blumenkohl streut.

Für 4 Personen

GRÜNE EIWEISSE

6 Eiweiße
2 TL Olivenöl extra vergine
30 g Spinat, gehackt
Meersalz und frischgemahlener schwarzer Pfeffer
2 EL frischgehackte Petersilie oder Frühlingszwiebel

Eiweiße steif schlagen. Olivenöl in einer Pfanne auf mittlerer Stufe erhitzen, Spinat darin dünsten. Eiweiße dazugeben und auf niedriger bis mäßiger Stufe garen, bis die ge-

wünschte Konsistenz erreicht ist. Salzen und pfeffern. Mit
Petersilie oder Frühlingszwiebeln garnieren und auf getoas-
tetem Keimbrot anrichten.

Für 2 Personen

BLATTKOHLWRAPS MIT BOHNENSALAT

Die Yambohnen können auch durch würfelig geschnittene
Karotten oder Stangensellerie ersetzt oder weggelassen werden.

170 g gekochte schwarze Bohnen
60 g Yambohnen, geschält und gehackt
70 g Maiskörner
2 EL frischgehacktes Basilikum oder Korianderblätter
45 g Tomaten, gehackt
Saft einer Limone
2 EL Olivenöl extra vergine
Meersalz und frischgemahlener schwarzer Pfeffer
1 Blattkohl

Aus allen Zutaten außer dem Blattkohl den Bohnensalat zubereiten. Blattkohl waschen, den dicken Stiel am unteren
Blattende abschneiden. Einen großen, flachen Topf etwa 3 cm
mit Wasser füllen, zum Kochen bringen, Kohlblätter einzeln
von jeder Seite jeweils 5 Sekunden ins kochende Wasser tau-
chen. Sie nehmen dabei eine schöne leuchtend grüne Farbe
an. Herausheben und auf Küchenkrepp legen.

Bohnensalat in die Mitte des Kohlblattes setzen, ein wenig
fein geschnittene Avocado daraufgeben. Die Ränder zum Ein-

rollen freilassen. Zur Mitte hin fest zusammenrollen. Eventuell noch in Folie oder Pergament wickeln.

Für 2 Personen

Variation
Eine schnellere Lösung wäre eine Maistortilla mit geraffeltem Kopfkohl und Avocado.

SCHNELLE BROKKOLI-LAUCH-SUPPE

3 EL Olivenöl extra vergine
270 g gehackter Lauch, nur weiße Teile
570 g Brokkoliröschen
960–1200 ml Wasser oder Gemüsebrühe
Meersalz und frischgemahlener schwarzer Pfeffer
Fettarmer Naturjoghurt
1 unbehandelte Zitrone (nach Belieben)

Olivenöl in einem Topf auf mittlerer Stufe erhitzen und den Lauch darin weichdünsten. Brokkoliröschen dazugeben, Wasser zugießen. Zum Kochen bringen und abschäumen. Herd zurückschalten und köcheln lassen, bis der Brokkoli gar ist. Suppe pürieren, salzen und pfeffern. Mit etwas fettarmem Naturjoghurt und etwas Zitronenschale servieren.

Variation
Statt Brokkoli können Sie auch Kürbis, Karotten und Ingwer, Blumenkohl oder Champignons verwenden.

Für 4 Personen

LACHS IN NORI-BLÄTTERN

1 EL Olivenöl extra vergine
Saft einer halben Zitrone
1 EL fein gehackter frischer Dill
1 EL Chia-Samen
Meersalz und frischgemahlener schwarzer Pfeffer
2 Wildlachsfilets (je 115–170 g), ohne Haut
2 Nori-Blätter

Backofen auf 190 °C vorheizen. Öl, Zitronensaft, Dill, Chia-Samen und etwas Salz und Pfeffer vermengen, Lachs damit bestreichen. Nori-Blätter auf die Arbeitsfläche legen, Lachs mit der bestrichenen Seite nach unten auf das Blatt legen, einwickeln. Päckchen auf ein mit Backpapier ausgelegtes Blech setzen und 20–25 Minuten backen.

Für 2 Personen

SPARGEL MIT SESAM

1 Bund grüner Spargel
60 ml Wasser
2 EL Tahin
3 EL Olivenöl extra vergine
1 EL Tamari
1 EL frischer Zitronensaft
1 EL fettarmer Naturjoghurt
1 TL frischer Ingwer, geschält und fein gehackt
2 EL schwarze Sesamsamen

Vom Spargel die holzigen Enden entfernen. Wasser in einem Topf aufkochen, Spargel hineingeben. Im geschlossenen Topf etwa 2–3 Minuten blanchieren. Abseihen. Die übrigen Zutaten, mit Ausnahme der Sesamsamen, im Mixer verarbeiten. Die Sauce über den abgetropften Spargel geben, mit den schwarzen Sesamsamen bestreuen.

Für 2–3 Personen

EIERFÄDENSUPPE

Sie können den Proteingehalt durch ein zusätzliches Eiweiß erhöhen oder mehr Gemüse und weniger Ei verwenden.

720 ml Hühner- oder Gemüsebrühe
3 Eier
1 Eiweiß
2 Frühlingszwiebeln, fein gehackt
15 g junger Spinat
Meersalz und frischgemahlener schwarzer Pfeffer
frischgehackte Petersilie zum Garnieren

Brühe in einem Topf auf mittlerer Stufe erhitzen. Eier und Eiweiß verquirlen. Frühlingszwiebeln (ein wenig zum Garnieren zurückhalten) und Spinat in die Brühe rühren. Etwa 5 Minuten köcheln lassen. Eier in einem dünnen Strahl in die Suppe einfließen lassen, dabei die Suppe mit dem Schneebesen umrühren. Mit Salz und Pfeffer würzen. Mit Frühlingszwiebeln und Petersilie garniert servieren.

Für 4 Personen

SCHNELLE LINSEN-GEMÜSE-SUPPE

1 Liter Wasser oder Brühe
190 g Linsen (getrocknet)
1 Süßkartoffel
2 Karotten
2 Selleriestangen
1 Zwiebel
1–2 EL Olivenöl extra vergine
1 TL gemahlener Kreuzkümmel
1 TL gemahlener Koriander
1 TL Senfkörner

Wasser und Linsen in einen Topf geben. Zum Kochen bringen, abschäumen und 25–30 Minuten auf niedriger Stufe köcheln lassen. Inzwischen Süßkartoffel, Karotten, Sellerie und Zwiebel schälen und würfelig schneiden. Olivenöl in einem zweiten Topf auf mittlerer Stufe erhitzen, Gemüse darin weichdünsten. Kreuzkümmel, Koriander und Senfkörner einrühren. Gegarte Linsen dazugeben, alles erwärmen und servieren.

Für 6–8 Personen

RUCOLA-SPINAT-SALAT MIT ERDBEEREN

5 große reife Erdbeeren, geputzt und fein gehackt
3 EL Balsamico-Essig
80 ml Olivenöl extra vergine
Meersalz und frischgemahlener schwarzer Pfeffer
eine große Handvoll Rucola
eine große Handvoll Spinat

236

Erdbeeren mit Essig in einer Schüssel 15 Minuten ziehen lassen. Öl mit dem Schneebesen einrühren, salzen und pfeffern. Blattsalat mit dem Dressing servieren. Übrig gebliebenes Dressing hält sich einige Tage.

NORI-WRAPS MIT SPARGEL UND LACHS

450 g Spargel, holzige Enden entfernt, würfelig geschnitten
110 g geräucherter Wildlachs oder 1 gebratenes Wildlachsfilet
   (110 g)
6 Nori-Blätter
1 reife Avocado, fein geschnitten
30 g geraffelte Karotten
20 g geraffelter Kohl
1 TL Chia-Samen
2 EL frischgehacktes Basilikum
4 EL frischgehackte Minze

In einem großen Topf Wasser zum Kochen bringen. Spargel darin etwa 2 Minuten blanchieren. Abseihen. Lachs in dünne Streifen schneiden bzw. fein zerkrümeln, ein wenig davon auf jedes Nori-Blatt geben. Auf den Lachs jeweils etwas Spargel geben. Erst das übrige Gemüse, dann Chia und Kräuter hinzufügen. Mit einer Vinaigrette oder mit Zitronensaft beträufeln und das Nori-Blatt fest zu einer Tüte einrollen. An den Rändern mit etwas Wasser verschließen. Frisch servieren oder für unterwegs einpacken.

Ergibt 6 Wraps

BELEBENDE MISO-SUPPE

720 ml Wasser oder Gemüsebrühe
3 Grünkohlblätter, ohne Stiele und gehackt
2 Frühlingszwiebeln
2 EL weißes Bio-Miso
1 Nori-Blatt
scharfe Chiliflocken zum Garnieren (wahlweise)
frischgehackte Korianderblätter zum Garnieren (wahlweise)

Wasser zum Kochen bringen. Grünkohl darin 10–15 Minuten schwach kochen lassen, bis er leuchtend grün und weich ist, in den letzten 5 Minuten die Frühlingszwiebeln dazugeben. Miso in einer kleinen Schüssel in etwas Wasser auflösen, sodass eine Paste entsteht. Die Wassermenge hängt von der Konsistenz des Miso ab. Grünkohlsuppe in Schalen gießen. In jede Schale 2 Esslöffel aufgelöstes Miso geben. Nori zerkrümeln und über die Suppe streuen. Wahlweise mit Chiliflocken und/oder Korianderblättern garnieren.

Variation
Grünkohl kann durch anderes Gemüse ersetzt werden. Brunnenkresse und Pak-Choi eignen sich bestens für eine entschlackende Suppe. Junger Spinat ist optimal, wenn Sie in Eile sind. Zusätzliches Protein liefert Fisch.

Für 2–4 Personen

LACHSFRIKADELLEN

Lassen sich sehr gut einfrieren, Sie könnten also die doppelte Menge zubereiten und einen Vorrat für ein schnelles Frühstück oder Mittagessen anlegen.

215 g Wildlachs aus der Dose
2 EL Chia-Samen
2 EL Sesamsamen
Saft einer halben Zitrone
3 EL fettarmer Naturjoghurt
1 EL frischgehackter Dill
1 EL Olivenöl extra vergine

Lachs abseihen und abbrausen. Dabei sorgfältig alle Hautreste und kleinen Gräten entfernen. Lachs in eine Schüssel geben, alle anderen Zutaten, bis auf das Öl, dazugeben und mischen. Vier gleichgroße Frikadellen aus der Masse formen. Olivenöl in einer Pfanne auf mittlerer Stufe erhitzen, die Frikadellen einlegen. Von jeder Seite 3–4 Minuten goldbraun braten. Mit ein wenig Zitronensaft und Dill oder zu gebratenen Eiweißen servieren.

Ergibt 4 Frikadellen

GRUNDREZEPT GEMÜSEFRITTATA

Wenn Sie gerne in der Küche experimentieren, finden Sie hier ein Grundrezept für eine Frittata, der Sie jedes Saisongemüse, jeden Käse und alle Kräuter hinzufügen können.

2 EL Olivenöl extra vergine
50 g gehackte Frühlingszwiebeln, Lauch oder Zwiebeln
   oder 1 EL gehackte Schalotten oder Knoblauch
300 g gehacktes Gemüse
4 Eier
2 Eiweiße
60 ml Magermilch
3 EL geriebener Parmesan oder zerkrümelter Käse
Meersalz und frischgemahlener schwarzer Pfeffer
2–4 EL gehackte Kräuter nach Wahl
frischgehackte Frühlingszwiebel und Petersilie zum Garnieren

Backofen auf 175 °C vorheizen. Olivenöl in einer ofenfesten Pfanne (23–25 cm) erhitzen, Frühlingszwiebeln darin andünsten. Gemüse hinzufügen. Eier und Eiweiße in einer Schüssel mit Milch, Käse, etwas Salz und Pfeffer verschlagen. Gemüse und Kräuter zugeben und mischen, zurück in die Pfanne geben. Braten, bis die Ränder stocken, mit einem Spatel am Rand anheben, damit das flüssige Ei abläuft und stockt.

Die Pfanne für 10–15 Minuten in den Backofen geben, bis die Frittata goldbraun ist. Abkühlen lassen und in Stücke schneiden. Mit Frühlingszwiebeln und Petersilie garnieren.

Für eine Frittata eignen sich besonders gut Zucchini, Blumenkohl, Kürbis, Paprika, Pilze, Zwiebeln, Brokkoli, Spinat, Grünkohl und Mangold. Passende Kräuter sind Petersilie, Basilikum, Dill, Majoran und Korianderblätter. Experimentieren Sie auch mit den Käsesorten, etwa mit Parmesan, Feta und Ziegenkäse.

Für 6–8 Personen

Weitere Dressings

Alle folgenden Dressings können in einer Schüssel verrührt, in einem Glas durchgeschüttelt oder in den Mixer gegeben werden. Mischen Sie den Essig oder Saft zuerst mit den Gewürzen, fügen Sie dann das Öl hinzu und verbinden Sie alles zu einer Emulsion. Zum Schluss mit Meersalz und Pfeffer abschmecken.

SESAMVINAIGRETTE

1 EL frischer Ingwer, geschält und feingehackt
1 EL fein gehackte Schalotten
3 EL Reisessig
2 TL Tamari
60 ml Traubenkernöl
1 EL Sesamsamen

ZITRONEN-TAHIN-DRESSING

80 ml Tahin
3 EL frischer Zitronensaft
60 ml Wasser
1 EL Olivenöl extra vergine
1 TL abgeriebene Schale einer unbehandelten Zitrone

MISO-TAHIN-DRESSING

Miso wirkt probiotisch und spült Giftstoffe aus. Dieses Dressing eignet sich bestens für gedämpftes Gemüse, es regeneriert die Darmflora.

1 Schalotte, feingehackt
1 Knoblauchzehe, feingehackt
3 EL frischer Zitronensaft
2 EL Miso
120 ml Olivenöl extra vergine

Leben in Phase III

Häufige Fragen

Sollte ich noch Chia-Smoothies trinken?

Klar! Smoothies sind eine großartige Mahlzeit oder ein Snack, Diät hin, Diät her, sie sind schnell und einfach zuzubereiten und nährstoffreich. Trinken Sie täglich einen zum Frühstück oder nur ab und zu. Das bleibt Ihnen überlassen. Ich empfehle Ihnen jedoch, zu Phase II zurückzukehren, wenn Sie sich von einer üppigen Zeit erholen müssen, etwa nach dem Urlaub oder nach Feiertagen. Einige Tage in Phase II (Phase I, wenn es wirklich schlimm war) bringen Sie wieder auf Kurs. Wenn Sie sich rasch von einem festlichen Dinner erholen müssen, trinken Sie einfach einen Chia-Smoothie zum Frühstück.

Sie können auch Chia in einem Glas Wasser oder einem Sportgetränk zu sich nehmen, bevor Sie mit dem Workout beginnen. Streuen Sie es über Müsli, Joghurt oder andere Lieblingsgerichte.

Muss ich Kalorien zählen oder die glykämische Last berücksichtigen?

Natürlich werden Sie nicht übermäßig viele Kalorien zu sich nehmen oder die glykämische Last hochschnellen lassen, denn dann müssten Sie bald wieder von vorne beginnen. Machen Sie sich mit den Tabellen für besonders gesunde Nahrungsmittel vertraut (siehe S. 166), dann bekommen Sie ein Gefühl für die glykämische Last häufiger Nahrungsmittel. Achten Sie besonders auf die Austauschtabelle (s. Unterkapitel »Getreide – geliebter Seelentröster«). Wenn Sie in erster Linie solche wertvollen Nahrungsmittel essen, sollten Sie gar keine Zahlenwerte brauchen.

Ich brauche immer noch manchmal Fastfood (Pommes, Burger oder Pizza). Was kann ich tun?
Sie essen! Befriedigen Sie Ihren Appetit und vergessen Sie das Ganze. Das ist das Schöne an der Aztekendiät. Ihre Essgewohnheiten sind jetzt so gut, dass eine Sünde hie und da nichts ausmacht. Wenn Sie ein wenig zunehmen, gehen Sie zurück zu Phase I oder II, bis die Kilos wieder weg sind. Achten Sie nur darauf, nicht zu sehr über die Stränge zu schlagen, sodass Sie wieder in den Teufelskreis von Blutzuckerspitzen und -abstürzen geraten.

Was ist mit Alkohol?
Verzichten Sie während der Diät auf Alkohol; sobald Ihr Zielgewicht erreicht ist, dürfen Sie wieder Alkohol in Maßen genießen. Meiden Sie Alkohol spätabends, denn er stört den Stoffwechsel und den Schlaf, und genießen Sie bewusst. Rotwein hat eine glykämische Last von Null!

Ich habe Kinder, das Abendessen ist ein wichtiger Teil unseres Familienlebens. Wie kann ich die Aztekendiät in unseren Ablauf einbauen?
Wählen Sie stets besonders gesunde Nahrungsmittel und Rezepte und essen Sie frühzeitig zu Abend. Wenn Ihre Kin-

der sich erst langsam an gesünderes Essen gewöhnen müssen, nehmen Sie die Austauschtabelle zu Hilfe (siehe Unterkapitel »Getreide – geliebter Seelentröster«), so können Sie selbst auf Kurs bleiben, während Sie für andere die gängigen Gerichte anbieten. Schon der Ersatz von Kohlenhydratbomben durch Aztekengetreide und die Aufnahme von Gemüse mit hohem Nährwert werden Ihre Gesundheit und die Ihrer Familie enorm verbessern.

Das große Ganze

Die Aztekendiät sorgt für einen schlanken Körper und ruhige, gleichmäßige Energie. Doch nun ist es an der Zeit, um zwei weitere Faktoren erweitern, die für Gesundheit und Wohlbefinden enorm wichtig sind: Schlaf und Bewegung. Zusammen können die richtige Ernährung, Schlafgewohnheiten und ein guter Trainingsrhythmus jeden Aspekt Ihres Lebens verbessern. Ihr seelisches Befinden, Ihre Produktivität, Beziehungen und Gesundheit werden sich prächtig entwickeln, Sie werden jeden einzelnen Tag Ihres Lebens genießen.

Schlaf ist wichtig

Ein erholsamer Nachtschlaf ist entscheidend für ein gesundes Gewicht – Schlafmangel wird in wissenschaftlichen Studien[1] eng mit Adipositas in Verbindung gebracht –, doch Millionen Menschen können nicht gut schlafen. Schlafexperten meinen, die meisten Probleme hätten nichts mit gesundheitlichen Störungen zu tun, aber viel mit schlechten Schlafgewohnheiten. In diesem Abschnitt werden Sie gute Schlafgewohnheiten kennenlernen, also lernen, alle Faktoren, egal, ob Verhaltens- oder Umweltfaktoren, die den Schlaf stören können, in den Griff zu bekommen.

Wir schlafen nicht gleichmäßig acht Stunden am Stück, wir wechseln zyklisch zwischen tiefem Schlaf und Wachsein. (Wenn Sie je miterlebt haben, wie ein Baby lernt, die Nacht durchzuschlafen, kennen Sie sich aus!) Ein erholsamer Nachtschlaf bedeutet, dass die Tiefschlafphasen so lang und fest wie möglich sind. Die folgenden Tipps werden Ihnen zu einem möglichst erholsamen Schlaf verhelfen, Sie werden ausgeruht und wach aufstehen.

Bewegung ist die wichtigste Voraussetzung für einen gesunden Schlaf. Ein Workout am späten Nachmittag oder frühen Abend wirkt sich sehr günstig aus. Spätabendliches Training kann das Einschlafen erschweren. Yoga vor dem Schlafengehen lässt jedoch Körper und Geist entspannen. Wenn ich spätabends fernsehe, mache ich dabei alle meine Yoga-Übungen.

Kein Kaffee vor dem Schlafengehen. (»Vor« kann in diesem Fall zwölf Stunden vorher bedeuten!) Stimulanzien gefährden den Schlaf. Ich nehme nach 11:00 Uhr vormittags kein Koffein mehr zu mir. Raucher sollten versuchen, nach dem frühen Nachmittag nicht mehr zu rauchen – oder, noch besser, ganz aufhören!

Alkohol lässt uns schneller einschlafen, stört aber den Schlaf in der zweiten Nachthälfte, wenn er verstoffwechselt wird. Wenn Sie schlecht schlafen, verzichten Sie auf Alkohol, bis Sie gut schlafen; trinken Sie dann bewusst und nicht zu spät am Abend.

Bestimmte Nahrungsmittel erschweren manchmal das Einschlafen, zum Beispiel scharfes Essen, Schokolade (sie enthält Koffein), Milch oder Eiscreme, wenn Sie an Laktose-Unverträglichkeit leiden. Meiden Sie diese Nahrungsmittel beim Abendessen und speziell spätabends.

Ein mächtiges Abendessen stört den Tiefschlaf und lässt Sie nachts oft aufwachen. Essen Sie nach 18:00 Uhr nicht mehr als 250 Kalorien. Sie werden ausgezeichnet schlafen und hungrig erwachen, bereit für einen gesunden, Energie spendenden Chia-Smoothie.

Night-Eating-Syndrom, nächtlicher Heißhunger, bedeutet nicht bloß ein überdimensioniertes Abendessen; es handelt sich dabei um eine echte Erkrankung, die nun genauer untersucht wird. Wenn Sie mehr als 50 Prozent Ihrer täglichen Kalorien nach 18:00 Uhr zu sich nehmen, leiden Sie daran. Viele Menschen, die mit dem Gewicht kämpfen, leiden am Night-Eating-Syndrom. Die Symptome sind:

- kein Hunger am Morgen
- wenig Hunger im Laufe des Tages
- Schlafstörungen
- hohe Stressbelastung
- Verlangen nach Kohlenhydraten am Abend
- Verzehr von unverhältnismäßig vielen Kalorien in der Nacht

Das Night-Eating-Syndrom kann das Selbstwertgefühl schwächen und sogar Depressionen hervorrufen. Bei anderen macht es die Bemühungen um eine gesunde Ernährung und ein gesundes Gewicht während des Tages zunichte. Die Überwindung des nächtlichen Heißhungers kann so zum wichtigsten Element im Kampf gegen Adipositas werden. Das geht nicht von heute auf morgen. Je mehr Sie an die Zukunft denken, an den wunderbaren Morgen als ultimative Belohnung, desto leichter werden Sie Ihren späten Appetit in den Griff bekommen. Wenn Sie tagsüber ein Schläfchen machen und nachts schlecht schlafen, dann verzichten Sie darauf. Sorgen Sie dafür, dass Sie müde genug sind und einschlafen können. Gehen Sie eventuell frühzeitig schlafen, wenn Sie dem Kühlschrank anders nicht widerstehen können.

Schalten Sie elektronische Geräte zwei Stunden vor dem Schlafengehen ab. Viele von uns zwingen sich mit Hilfe elektronischer Stimuli dazu, unnatürlich lange aufzubleiben. SMS, Twitter, Facebook, E-Mail und Surfen im Internet lassen alle Generationen immer später zu Bett gehen. Fernsehen liefert gerade so viel Anregung, dass Sie wach bleiben, und hängt eng mit Adipositas zusammen, schalten Sie das Gerät frühzeitig aus!

Ziel ist es, die Anspannung des Tages allmählich abzubauen. In der Zeitschrift *The Atlantic* stand ein interessanter Artikel zum Thema wie »Google uns dumm macht«. Darin war zu lesen, dass die zig Web-Recherchen, SMS, E-Mails, Tweets und Facebook-Postings, mit denen wir uns an einem Tag beschäftigen, unsere Aufmerksamkeit so sehr fragmentieren, dass wir über kein Kernwissen mehr verfügen. Wenn Sie vor dem Schlafengehen längere Artikel oder Bücher lesen, können Sie »entschleunigen« und Ihr Wissen in das Gesamtbild einbauen. Auch Ihr Geist kommt zur Ruhe, Sie können sich besser auf das Schlafen vorbereiten.

Sorgen Sie für Regelmäßigkeit. Das ist wichtig. Für jede Stunde, die Sie am Wochenende länger schlafen, braucht Ihre innere Uhr einen Tag, um sich neu zu stellen. Wenn Sie also während der Woche um 7:00 Uhr aufstehen und am Sonntag um 11:00 Uhr, wird es Donnerstag, bevor Sie wieder Ihren normalen Rhythmus haben. Das macht die Woche ziemlich anstrengend! Lassen Sie Ihren Wecker jeden Tag um dieselbe Zeit klingeln, sieben Tage die Woche. Sie sind vermutlich müde, wenn es abends spät wurde und der Wecker dann losgeht, aber ich verspreche Ihnen, es lohnt sich. (Außerdem dürfte Ihnen folgende interessante Tatsache wohlbekannt sein: Wir leben auf einem Planeten mit einem 24-Stunden-Tag, doch solange wir jung sind, hat unsere innere Uhr einen 25-Stunden-Rhythmus – daher würden wir immer gerne noch eine Stunde länger schlafen. Wenn wir älter werden, verkürzt sich unser Schlaf-Wach-Zyklus auf 23 Stunden, wir beginnen, früh aufzuwachen.)

Schwarz wie die Nacht. Nutzen Sie Ihr Schlafzimmer nicht als Fernseh-, Computer- oder Musikzimmer. Sorgen Sie dafür, dass der Raum vollständig abgedunkelt und ruhig ist, und versuchen Sie, für eine Temperatur um ca. 20 Grad zu sorgen.

Machen Sie es sich bequem. Eine Matratze, die Ihrem Körpertyp entspricht, ist entscheidend für gesunden Schlaf. Die falsche Matratze verursacht Rückenschmerzen, lässt Sie nachts aufwachen und macht Sie tagsüber müde. Im Matratzen-Fachhandel können Sie sich beraten lassen und die geeignete Matratze auswählen. Durch eine ungeeignete Härte kann Ihre Wirbelsäule falsch gekrümmt sein, wenn die Wirbelsäulenmuskulatur völlig entspannt ist.

Nehmen Sie Probleme nicht mit ins Bett. Wenn Sie vor dem Einschlafen alle Probleme in Ihrem Leben durchgehen, wird das Stunden dauern. Lassen Sie diese bis zum Morgen beiseite. Sie können alle Probleme bewältigen, wenn Sie morgens ausgeruht erwachen, aber Sie werden nicht ausgeruht sein, wenn Sie sich während des Einschlafens quälen. Vermeiden Sie auch Streitereien und heftige Diskussionen vor dem Schlafengehen.

Sorgen Sie für gutes Morgenlicht. Ihre biologische Uhr braucht Hinweise, der beste ist etwas Morgenlicht beim Aufwachen. Öffnen Sie die Vorhänge und werfen Sie einen Blick auf den Himmel. Wenn Sie vor der Morgendämmerung erwachen, können Sie sich einen sogenannten Lichtwecker stellen, der den Sonnenaufgang simuliert. Sie werden staunen, wie das Ihre Stimmung hebt!

Bleiben Sie einer Hotelkette treu. Ich mache das schon seit Jahren so. Die meisten Ketten gestalten ihre Hotels nach dem gleichen Schema, das lässt Sie gut schlafen, wenn Sie sich einmal daran gewöhnt haben und sich wohlfühlen.

Nehmen Sie Ihr Schlafzimmer mit: Ich habe ein spezielles Kissen und eine Augenmaske, die ich überallhin mitnehme, dadurch fühle ich mich sehr schnell heimisch.

Wenn Sie von der Bedeutung des Schlafes immer noch nicht überzeugt sind, bedenken Sie Folgendes: Unternehmen verlieren pro Jahr 63 Milliarden durch die mangelnde Leistungsfähigkeit nicht ausgeschlafener Mitarbeiter, die dadurch beispielsweise wichtige Präsentationen oder Verkäufe vermasseln.

Bewegung – unverzichtbar bei Gewichtsabnahme

Der Mensch ist nicht zum Sitzen bestimmt. Sie haben sich hoffentlich bereits in Bewegung gesetzt und erste Erfolge verspürt. In diesem Kapitel finden Sie viele wertvolle Tipps, wie Sie Ihre Workouts spannender gestalten können. Wenn Sie an Wettkämpfen teilnehmen, werden Sie erfahren, wie Sie durch Ernährung zusätzliche Vorteile erzielen.

Zwei Dinge können Ihren Erfolg hemmen: falsche Ernährung und ungeeignete Bewegung. Halten Sie sich an die folgenden Empfehlungen, damit sich Ihre Bemühungen auch lohnen.

Ernährung

Treibstoff
Achten Sie auf eine proteinreiche Mahlzeit vier Stunden vor dem Workout. Gemüse und mageres Geflügel, Fisch oder schwarze Bohnensuppe eignen sich besonders gut. Schlagen Sie sich Ihren Magen vor dem Training nicht mit Kohlenhydraten voll! Das führt zu Attacken auf alle körpereigenen Systeme, tötet jede Motivation und mindert den Erfolg. Wirklich, es ist fast wie Doping!

Halten Sie die glykämische Last niedrig
Wenn es zu keinen großen Blutzuckerspitzen kommt, steigt Ihre Leistungsfähigkeit, lähmende Müdigkeit verschwindet, Bauchfett auch. Trotz sehr intensiver Trainingsprogramme wandern zu viel Brot und Pasta unmittelbar in den Bauch und bleiben auch dort. Reduzieren Sie die glykämische Last,

und Sie können zusehen, wie der Rettungsring endlich verschwindet, während Ausdauer und Tempo immer besser werden.

Nicht überfuttern

Belohnen Sie sich für Ihren Einsatz beim Training nicht mit einem Abendessen mit 2000 Kalorien. Ganz klar: Wenn Sie beim Training 300 Kalorien verbraucht, danach aber 2000 gegessen haben, werden Sie zunehmen. Bewegung regt den Appetit an, wappnen Sie sich also, indem Sie Chia mit Wasser oder einem Sportgetränk während des Trainings trinken, und verzichten Sie auf die anschließende Kalorienzufuhr, wenn Sie nicht wirklich Anstrengendes geleistet haben.

Regeneration

Wenn Sie eine Stunde oder länger trainieren, denken Sie darüber nach, die anschließende Regeneration mit einem Sportgetränk zu unterstützen, das Protein und Kohlenhydrate enthält und speziell auf die Versorgung Ihrer Muskeln ausgerichtet ist. In den 45 Minuten nach dem Training sind die Muskelzellen offen für Zucker und Proteine. So können Sie einem Verlust an Muskeleiweiß vorbeugen und dafür sorgen, dass Ihre Muskeln für das Workout am nächsten Tag wieder genug Treibstoff zur Verfügung haben. Informieren Sie sich, es gibt sehr gute Sportgetränke extra für diesen Zweck.

Training versus Bewegung

Stellen Sie sich ein echtes Trainingsprogramm zusammen, anstatt bloß die Treppe zu nehmen. Studie um Studie zeigt, dass Aktivitäten wie Treppensteigen, Gartenarbeit und körperliche Arbeit das Risiko für Herzinfarkte oder Schlaganfälle senken: Es ist gut, wenn Sie all das tun, solange Sie nicht erwarten, dabei viele Kalorien zu verbrennen. All diese Aktivitäten werden eventuell Ihren Appetit gewaltig anregen, sodass Sie zu viel essen, um auch nur irgendetwas abzunehmen. Intensives aerobes Training, das viele große Muskelgruppen beansprucht, unterstützt dagegen nachweislich die Gewichtsabnahme. (Azteken-Aktivitäten wie das Ziehen von 100 Kilo schweren Felsblöcken über Dutzende Meilen oder Krieg gegen das spanische Weltreich verbrennen auch Kalorien, sind allerdings mit gewissen Risiken behaftet.)

Training mit geringem Kalorienverbrauch
Den kräftig gebauten Mann auf dem Liegerad, der gemächlich vor sich hin tritt, sein Sportgetränk schlürft und mit dem Nachbarn plaudert, kennen wir schon. Es gibt noch viele solcher Beispiele. Ein untrainierter Schwimmer verbrennt beispielsweise meist nur wenige Kalorien. Große Muskelgruppen in den Beinen werden zu wenig beansprucht, hauptsächlich für Gleichgewicht und Position einsetzt. Beim Ironman legen die besten Schwimmer zweieinhalb Kilometer in 16 Minuten zurück. Die meisten Freizeitschwimmer brauchen dafür 30 bis 60 Minuten. Sie müssen also entweder Ihr Training intensiver gestalten oder eine Sportart wählen, bei der alle großen Muskelgruppen beansprucht werden.

Intensives Training
Sobald Sie sich beim Training wohlfühlen, fragen Sie Ihren Arzt, ob Sie es intensivieren dürfen. Eine wichtige neuere Studie über morbide Adipositas brachte nach sieben Monaten intensiven Trainings bei moderater Kalorienbeschrän-

kung großartige Ergebnisse.[2] Die Forscher stellten dramatische Verbesserungen folgender Faktoren fest:

- Entzündungen um 81 Prozent gesenkt
- Gewicht um 39 Prozent gesenkt
- Körperfettanteil um 65 Prozent gesenkt
- Seruminsulin um 52 Prozent gesenkt
- HbA1 (Alpha-Hämoglobin) um 11 Prozent gesenkt
- Libido um 21 Prozent gesteigert

Großartig für die Gewichtsabnahme, aber auch äußerst wirkungsvoll für Leistungssportler ist ein intensives Training in Intervallen. Intervalltraining macht Sie schneller, es erhöht Ihre maximale Sauerstoffaufnahme (VOmax) und das Schlagvolumen Ihres Herzens. Dadurch erhöhen sich Tempo und Ausdauer, die Kalorien werden umso schneller verbrannt. Hier ist ein Beispiel für Intervalltraining auf dem Fahrrad. Im Laufe einer langen Fahrt sollte jedes Intervall mit der maximal möglichen Intensität absolviert werden. Diesen Ablaufplan verdanken wir dem inspirierenden und legendären Radsportler und Trainer David Wagener. Ich richte mich akribisch danach.

Montag: 16 Intervalle von jeweils 30 Sekunden
Dienstag: 10 Intervalle von jeweils einer Minute
Mittwoch: 8 Intervalle von jeweils 2 Minuten
Donnerstag: 4 Intervalle von jeweils 4 Minuten
Freitag: 30 Minuten im Wettkampftempo
Samstag: Erholungstag
Sonntag: Wettkampf oder anstrengende Fahrt

Das Trainingstempo variieren

Die Mehrheit der Amateur- und Wochenendsportler absolviert Tag für Tag dasselbe Workout und profitiert kaum davon. Sie laufen, fahren oder schwimmen dieselbe Distanz im selben Tempo, das sich nach Höchstleistung anfühlt, doch in Wahrheit nur 70 Prozent ihres Potenzials entspricht. Wenn Sie jeden Tag mit derselben Intensität loslegen, können Sie sich niemals wirklich erholen und daher nicht schnell werden. Wenn Sie dagegen für wirklich anstrengende und wirklich erholsame Tage sorgen, werden Kraft, Tempo und Ausdauer zunehmen. Im Allgemeinen brauchen Sie 48 Stunden Pause zwischen großen Anstrengungen wie Intervalltraining oder Training im Wettkampftempo. Nehmen Sie sich einen oder zwei Tage frei von Ihrer bevorzugten Sportart und nutzen Sie den Arc-Trainer oder ähnliche gelenkschonende Geräte. Sie werden eine wesentliche Verbesserung Ihrer Leistung beobachten.

Mahlzeitenplanung

Ihre Workouts sollten in Ihrer Mahlzeitenplanung absolute Priorität haben. Das Frühstück ist maßgeblich für den ganzen Tag. Es ist die beste Gelegenheit, wichtige Nährstoffe, vor allem Antioxidantien, aufzunehmen. Halten Sie die glykämische Last niedrig, damit es nicht vor dem Training zu einem Blutzuckerabfall kommt. Für ein nachmittägliches Workout liefert das Mittagessen den Brennstoff. Es sollte aus magerem Eiweiß, Gemüse und Getreide mit niedriger GL bestehen und vier Stunden vor dem Workout gegessen werden, sodass die Nahrung bereits im Dünndarm ist und von dort aus stetig Nährstoffe ins Blut abgibt, die den Blutzucker konstant halten. Eine hohe glykämische Last in der Stunde vor dem

Training ist der schlimmste Fehler überhaupt. Der Blutzucker steigt dadurch schnell an und fällt umso rascher wieder ab, was Beschwerden wie Schwindelgefühle oder Übelkeit hervorrufen kann. Bauen Sie Antioxidantien in Ihren Speiseplan ein. Als Leistungssportler produzieren Sie jede Menge freie Radikale, die Ihren Körper schädigen und die Regeneration dramatisch verzögern können. Antioxidantien aus Grünkohl und Cantaloupe-Melonen beispielsweise neutralisieren freie Radikale – egal, ob Sie das Gemüse ganz oder in Smoothies zu sich nehmen. Sie können Ihre Nahrung bei Langstreckenwettbewerben oder Ihr Regenerationsgetränk um entzündungshemmende Frucht- oder Gemüseextrakte erweitern. Nehmen Sie Quercetin oder ähnliche Antioxidantien in Form von Ergänzungspräparaten ein.

Vor dem Workout

Extra-Chia

Eine Studie der University of Alabama zeigte, dass die gezielte Aufnahme von Chia vor Langstreckenwettbewerben ebenso wirkungsvoll ist wie Carboloading.[3] Durch die massive Nährstoffzufuhr war Chia dem Carboloading im Hinblick auf Antioxidantien sogar weit überlegen, die Regeneration beschleunigt. Chia erfreut sich auch in der National Football League (NFL) steigender Beliebtheit, berichtet das Wall Street Journal, und zwar speziell bei Sportlern, die sich nicht mit Ergänzungspräparaten vollpumpen, aber dennoch gewinnen möchten[4]. Ich setze Chia für meine wöchentlichen Radtouren ein, gebe an diesem Tag drei Esslöffel Chia in meinen Frühstücks-Smoothie.

257

Koffein

Die Aufnahme von Koffein vor dem Sport[5] ist eine gute Möglichkeit, die Fettverbrennung zu steigern sowie die Stimmungslage und Leistung positiv zu beeinflussen. Viele Studien, darunter eine neuere am Fachbereich Kinesiologie der California State University San Marcos, bestätigen diese verbesserte Leistung, zeigen einen zweiprozentigen Leistungsanstieg bei trainierten Radfahrern. Ich merke, dass ich mit Koffein mein Workout effektiver gestalten kann, und würde niemals ohne Koffein an einem Wettbewerb teilnehmen. Koffein kann in jeder Form aufgenommen werden. Vor größeren Wettkämpfen nehme ich oft Energy-Drinks zu mir, für mein tägliches Training am späten Nachmittag trinke ich am Vormittag zwei Tassen Kaffee. Die Wirkung hält an, ohne dass ich am Nachmittag Koffein zu mir nehme, das meinen Schlaf stören würde.

Während des Workouts

Sie brauchen leistungsfördernde Brennstoffe. Ihre Muskeln öffnen sich während des Trainings und nehmen Blutzucker auf, ohne auf Insulin angewiesen zu sein. Das bedeutet auch, dass es während des Trainings zu keinen Blutzuckerspitzen kommt, wenn Sie Getränke mit einem höheren Gehalt an Glukose oder Maltodextrin zu sich nehmen. Das ist Ihre Chance, Getränke mit einer höheren glykämischen Last zu trinken. Teilnehmer der Tour de France zum Beispiel trinken gerne Cola, weil sie Fruktose und Glukose enthält. Ich verwende sie für meine Radtouren. Bei Langstreckenwettbewerben ist fast immer zu wenig Brennstoff das Problem, selten zu viel. Hier sind die neuesten Erkenntnisse dazu:

Verschiedene Zucker

Die neuesten Sportgetränke enthalten verschiedene Zucker, etwa Glukose und Fruktose. Bis vor kurzem lautete die Faustregel zur Regeneration bei Ausdauersportarten: ein Gramm Zucker pro Kilogramm Körpergewicht und Stunde Workout. Eine Studie der University of Birmingham empfiehlt jedoch, diese Zuckermenge auf 1,5 Gramm pro Kilogramm pro Stunde zu erhöhen, was die Leistung um bis zu acht Prozent steigern kann.[6] Die Ergebnisse zeigten, dass Getränke mit Fruktose- oder Galaktose-Zusatz während der Regenerationsphase die Glykogenspeicher in der Leber doppelt so schnell wiederherstellen können wie solche mit Maltodextrin und Glukose. Dr. Asker Jeukendrup, der Leiter der Studie, fand heraus, dass durch eine Kombination aus Glukose und Fruktose im Verhältnis 2:1 Leistungssportler jede Minute 50 Prozent mehr Kohlenhydrate aufnehmen und verbrennen können. Solche Getränke können Sie selbst mischen, es gibt jedoch auch schon Hersteller, die diese Formel einsetzen.

Chia

Neue Untersuchungen am North Carolina Research Campus unter der Leitung von Dr. David Nieman zeigen, dass die Muskeln bei längerer Trainingsdauer bevorzugt Omega-3-Fettsäuren verbrennen. Mit Hilfe der sogenannten Metabolomik zeigte Dr. Nieman, dass alle Arten von Omega-3-Fettsäuren, auch die in Chia-Samen enthaltene Alpha-Linolensäure (ALA), aus dem Körperfett geholt und dann während des Laufens von den Beinmuskeln als Treibstoff verbrannt werden. Um die Vorräte wieder aufzufüllen, empfiehlt Dr. Nieman eine ALA-reiche Ernährung, in der auch der beste Lieferant nicht fehlt: Chia-Samen.

Extrakte

Je härter Sie trainieren, desto mehr freie Radikale produziert Ihr Körper. Dr. David Niemans Labor zeigte, dass der Zusatz von Antioxidantien zu Sportgetränken die Regeneration fördert, sodass die Sportler am nächsten Tag intensiver und länger trainieren können. Schauen Sie nach Getränken, die Frucht- und Gemüseextrakte mit hochwirksamen Antioxidantien enthalten.

Protein

Der Einsatz von Protein in Sportgetränken geht auf Dr. John Ivy zurück, der zeigte, dass Protein die Leistung steigert, wenn es während des Sports aufgenommen wird. Das Protein kann von den Muskeln, aber auch vom Gehirn verwertet werden.

Nach dem Workout

Wieder auftanken

Vielen Menschen erscheint es kontraproduktiv, nach dem Sport wieder Kalorien zu sich zu nehmen. Dabei ist das der beste Zeitpunkt, um wichtige Nährstoffe wieder aufzunehmen, weil sie vom Körper dann wesentlich effektiver verwertet werden.

John Ivys Team fand heraus, dass bei denjenigen Probanden der Fettabbau und Muskelaufbau größer war, die nach dem Training zusätzlich Kohlenhydrate und Proteine zu sich nahmen, anstatt zwei Stunden zu fasten, obwohl ihr Trainingspensum dem der Vergleichsgruppe entsprach. Eine Studie der University of Birmingham zeigte, dass Kohlenhydrate, die unmittelbar nach dem Sport aufgenommen werden, direkt in die Muskelspeicher gelangen. Diese Aufnahme geht nach der ersten Regenerationsstunde um mindestens 50 Prozent zurück.

Nach dem Sport kommt es im Körper zu katabolen Reaktionen, bei denen Muskeleiweiß abgebaut wird, wenn die Glykogenspeicher nicht wieder aufgefüllt werden. In dieser Zeit müssen Muskeleiweißsynthese und Gewebereparatur angeregt werden, um eine Trainingsanpassung zu erreichen.

Was trinken? Achten Sie auf ein Verhältnis von Kohlenhydraten zu Proteinen von 2:1 nach einem Krafttraining und von 4:1 nach einem Ausdauertraining. Durch die Kombination von Proteinen und Kohlenhydraten steigt der Insulin- und Aminosäurespiegel, was die Glykogenspeicherung und Proteinsynthese begünstigt.

Das bedeutet, dass Sportgetränke in der Regenerationsphase Muskelkater und Muskelabbau vorbeugen und die Rehydrierung beschleunigen. Nehmen Sie auf diese Weise ungefähr die halbe Menge der während des Workouts verbrannten Kalorien wieder auf.

Die ewigen Verlockungen

Grrr! Die Kilos werden wieder mehr. Pizza, Pommes, Croissants und Kuchen scheinen unwiderstehlich. Sie glauben, Sie sind gescheitert. Sind Sie aber nicht! Wir alle werden schwach. Das ist wohl die natürlichste Sache der Welt. Sie haben also einen großen Teller Nudeln, zwei Stück Brot und eine Portion Tiramisu gegessen, dazu drei Gläser Chianti und ein frischgezapftes Bier getrunken. Und das war erst der Beginn einer ganzen Urlaubswoche voller Genüsse! Keine Sorge! Solche Dinge können Sie nun genießen, denn Sie wissen, dass die Kilos rasch und nachhaltig verschwinden, sobald Sie ein paar Tage zu den Chia-Smoothies zurückkehren.

Zu den schlimmsten Momenten während einer Diät gehört das Gefühl, versagt zu haben. Das Wunschgewicht zu halten ist wesentlich schwieriger als abzunehmen; die Erfolgsrate ist ungefähr so hoch wie bei der Heilung von Lungenkrebs: magere fünf Prozent. Die Aztekendiät ist die Lösung für den Jo-Jo-Effekt. Die wertvollen Nahrungsmittel und die veränderte Lebensweise werden Ihr Gewicht niedrig halten. Wenn es um ein paar Kilo hochschnellt, besteht kein Grund zur Panik – aber auch keiner für frustrierte Fressorgien –, der Chia-Smoothie zum Frühstück bringt alles wieder ins Lot.

Außerdem werden Sie vermutlich merken, dass ein kulinarischer Urlaub zwar gut schmeckt, die vielen entzündungsfördernden Nahrungsmittel Ihr Wohlbefinden aber so sehr beeinträchtigen, dass Sie schnell wieder zur Aztekendiät zurückkehren, sich auf pure, gleichmäßige Energie freuen und zufrieden den Zeiger der Waage beobachten. Haben Sie also keine Angst vor den ewigen Verlockungen. Geben Sie ihnen gelegentlich nach. Sie werden merken, dass das immer seltener passiert. Hier ist ein Maßnahmenpaket für die Wiedergutmachung bzw. für die Schadenbehebung:

- Steigen Sie wieder jeden Morgen auf die Waage
- Kehren Sie zurück zu Phase I (3 Chia-Smoothies pro Tag)
- Sobald Sie nur noch ein Kilo von Ihrem Wunschgewicht entfernt sind, gehen Sie zu Phase II über
- Wenn alle Zusatzkilos wieder weg sind, kehren Sie zu Phase III zurück

Hilfsstrategien

Damit Sie Ihren Erfolg bewahren können, bietet Ihnen die Aztekendiät die folgenden Methoden für den Umgang mit Hunger in kritischen Phasen sowie Strategien für besondere Anlässe, die für Diäten besonders gefährlich sind – damit die ungeliebten Pfunde nicht zurückkehren.

Den Tag planen

Besonders wichtig für die Regulierung des Körpergewichts sind zwei Dinge: der richtige Start in den Tag und die Bewältigung der Nacht. Das ist der Grund, warum ich gerne für den größten Teil des Jahres in einer modifizierten Phase II bleibe.

Ich trinke einen Chia-Smoothie zum Frühstück, esse feste Nahrung zu Mittag und trinke Gatorade mit Chia während des nachmittäglichen Trainings. Manchmal gönne ich mir abends eine kleine Menge gesunde Cerealien, aber das war es dann oft auch schon. So kann ich an ein oder zwei Abenden der Woche mit Freunden ausgehen, gut essen und dennoch auf Kurs bleiben. Wenn das gemeinsame Abendessen Teil des Familienlebens ist, wählen Sie unbedingt Aztekendiät-Gerichte und essen Sie frühzeitig!

Früher Morgen

Zuerst auf die Waage! Ihr Gewicht kann im Tagesverlauf um bis zu zwei Kilo schwanken, ein fester Zeitpunkt ist daher wichtig. Suchen Sie vorher die Toilette auf. Ein halber Liter wiegt ein halbes Kilo, das verschafft Ihnen einen Vorsprung! Sie nehmen auch über Nacht ab, weil über Atmung und Schweiß etwa ein Kilo Wasser verloren geht. Bedenken Sie, dass Sie nach einem großen Abendessen am nächsten Tag nicht wirklich so viel schwerer geworden sind; Sie haben bloß viel verdaute Nahrung im Darm. Wenn Sie für die nächsten 24 Stunden auf Kurs bleiben, können Sie am nächsten Morgen mit einem deutlichen Abfall rechnen.

Trinken mit Verstand

Beginnen Sie mit Tee oder Kaffee. Wir empfehlen grünen Tee, da er rasch gleichmäßige Energie liefert.

Trinken Sie vor jeder Mahlzeit ein Glas Wasser. Sie werden dann weniger Kalorien zu sich nehmen. Trinken Sie Wasser zu den Mahlzeiten. Andere Getränke liefern nur unnötige Kalorien, ohne dass Sie dadurch satter werden. Nehmen Sie kalorienhaltige Getränke lieber bewusst als Genussmittel zwischen oder nach den Mahlzeiten oder während des Trainings zu sich.

Frühstück

Die erste Vorbereitung auf ein gutes Frühstück ist ein gutes und frühzeitiges Abendessen. Wer schlank und hungrig erwacht, hat großen Appetit auf wunderbare Nahrungsmittel. Wenn Sie dagegen nach einem großen, späten Mahl morgens aufwachen, war die Nacht wenig erholsam, Sie sind nicht besonders hungrig und haben Verlangen nach scheinbaren Kleinigkeiten mit hoher glykämischer Last wie Croissants oder Brötchen.

Lassen Sie sich nicht zu einem Verzicht auf das Frühstück hinreißen. So manch einer fühlt sich tugendhaft, wenn er nicht gefrühstückt hat, doch wenn der Blutzucker dann absinkt, langt er ordentlich zu. Eine unkluge Wahl nach der anderen führt zu Tausenden von zusätzlichen Kalorien. Aus dem »National Weight Loss Registry« geht hervor, dass »Nichtfrühstücker« die Kalorien des weggelassenen Frühstücks später am Tag wettmachen, ohne es zu merken.

Was Sie zum Frühstück zu sich nehmen, entscheidet über den ganzen Tag. Studien zeigen, dass ein Tagesbeginn mit niedriger glykämischer Last auch zur Wahl eines Mittagessens mit niedriger glykämischer Last führt und bis in den Nachmittag nachwirkt. Genau das Gegenteil ist also der Fall. Wenn Sie mit viel Weißmehl in den Tag starten, also mit Croissants, Brötchen, Toastbrot und dergleichen, bereiten Sie dem Hunger den Weg. Die Insulinausschüttung infolge des raschen Blutzuckeranstiegs erzeugt Hunger, der stärker wird, wenn der Blutzucker abstürzt. Aus dieser Abfolge entstehen chronische Müdigkeit und Heißhunger, Sie essen weit mehr, als bei einer sinnvollen Mahlzeitenplanung nötig wäre.

Ein Chia-Smoothie ist ein optimales Frühstück, die GL ist niedrig, die Sättigung anhaltend, die vielen Mikronährstoffe erhöhen die Leistungsfähigkeit. Sie können ihn in einem Isolierbecher mitnehmen und über mehrere Stunden hinweg langsam trinken. Wenn Sie morgens trainieren, mischen Sie ein oder zwei Esslöffel Chia mit einem kalorienarmen Sportgetränk oder mit Wasser und trinken Sie das während des Trainings.

Vormittag

Trinken Sie am Vormittag ein großes Glas Wasser und ein weiteres etwa eine Stunde vor dem Mittagessen. Wenn Ihr Frühstück aus einem Chia-Smoothie bestand, werden Sie vermutlich kein Magengrummeln bekommen. Sie werden auch zu Mittag nur mäßigen Appetit verspüren, was eine vernünftige Wahl begünstigt.

Mittagessen

Beginnen Sie mit magerem Protein und einigen tollen Gemüsesorten. Egal, ob Sie Ihr Mittagessen mitnehmen oder auswärts essen, wählen Sie gesunde Nahrungsmittel mit niedriger GL, hohem Eiweißanteil und vielen Omega-3-Fettsäuren. Meiden Sie verheerende Kohlenhydratbomben wie Nudelgerichte und Gebäck. Diese überschwemmen Sie mit Kalorien und benebeln Ihren Verstand für den ganzen Nachmittag.

Nachmittag

Irgendwann am Nachmittag gibt es meist den ersten kritischen Punkt. Wir langweilen uns und werden unruhig. Die

Laune wird schlechter, wir möchten schnell für Abhilfe sorgen – mit Süßem oder rasch verwertbaren Kohlenhydraten! Diese werden im Gehirn schnell zu Serotonin und wirken so beruhigend. Der Serotoninspiegel ist zu diesem Zeitpunkt naturgemäß niedrig, Sie müssen tatsächlich etwas unternehmen. Am besten wäre es, diesem Tief zwischen etwa 15:00 und 16:00 Uhr mit guten Kohlenhydraten vorzubeugen. Trinken Sie etwa um 14:30 oder 15:00 Uhr einen kleinen Chia-Smoothie oder garen Sie eine halbe Süßkartoffel in der Mikrowelle, sie gehört zu den leckersten und gesündesten Gemüsesorten der Welt. Diese Kohlenhydrate gelangen langsamer ins Blut, aber sie treffen rechtzeitig ein.

Hilfreich wäre auch eine kurze Siesta, wenn die Möglichkeit besteht. Neuere Forschungen zeigen, dass ein Schläfchen die Produktivität am Nachmittag wirksamer steigert als Koffein. Es muss gar nicht lang sein; laut Schlafexperten haben schon 15 Minuten Schlaf eine enorme Wirkung.

Belohnung

Mit der Aztekendiät ist eine Reihe von Belohnungen verbunden, Sie dürfen sich alle paar Stunden auf etwas freuen. Einige Belohnungen sind reines Vergnügen, andere motivieren. Wenn Sie etwas Süßes brauchen, beschränken Sie sich auf kleine Portionen und probieren Sie Kaugummi, Cola oder Schokolade.

Später Nachmittag

Der späte Nachmittag ist der beste Zeitpunkt für ein Workout, am besten gleich nach der Arbeit. Sie sind nun geistig erschöpft, aber körperlich in Topform.

Körpertemperatur, Leistungsfähigkeit, motorische Koordination, Schilddrüsenfunktion, die Bildung von Cortisol und Melatonin sowie die der Geschlechtshormone nehmen am späten Nachmittag zu und machen ein gutes Workout möglich. (Im Gegensatz dazu befinden sie sich um 6:00 Uhr morgens an einem Tiefpunkt, daher sind morgendliche Workouts schwierig.) Wärmere Muskeln haben mehr Kraft, daher können Sie am Nachmittag rascher und länger trainieren. Wenn Sie absolut keine Zeit haben, gehen Sie nach der Arbeit, so weit Sie können. Parken Sie Ihr Auto einige Kilometer vom Arbeitsplatz entfernt oder steigen Sie ein paar Stationen entfernt in Bus, Zug oder U-Bahn ein, als Sie es normalerweise tun würden, denn dies ist die optimale Tageszeit für Kalorienverbrennung.

Abendessen

Auch wenn sich unser Lebensrhythmus zunehmend verändert, sollte das Abendessen die leichteste Mahlzeit des Tages sein, nicht die schwerste. Da der Körper während des Schlafes weniger Energie verbraucht, kann Nahrung, die spät abends gegessen wird, eher als Fett gespeichert werden, ihre Verdauung stört den Schlaf. Richten Sie sich nach den Mahlzeiten in Kapitel 9, bis Sie über die nötige Sicherheit verfügen, Ihre eigenen proteinreichen Mahlzeiten mit niedriger GL zusammenzustellen, und essen Sie immer frühzeitig. Versuchen Sie, nach 18:00 Uhr nicht mehr als 250 Kalorien aufzunehmen, wenn Sie abnehmen möchten.

Abend

Der Abend ist die heikelste Zeit bei allen Diäten, hier knicken viele von uns ein. Wenn Sie nicht besonders willensstark sind, werfen Sie alle Lebensmittel mit hoher GL oder hohem

Fettgehalt weg oder verschenken Sie sie. Kaufen Sie nun defensiv ein. Legen Sie nur Vorräte von den in der Aztekendiät empfohlenen Super-Nahrungsmitteln an – wenn Sie also ganz dringend essen müssen, können Sie keinen großen Schaden anrichten. Ob Sie gut durch den Abend kommen, hängt wesentlich davon ab, was Sie vorhaben. Fernsehen ist die schlechteste Wahl, denn Studie um Studie bringt es sowohl bei Kids als auch Erwachsenen mit Gewichtszunahme in Verbindung. Wenn Sie unbedingt fernsehen müssen, machen Sie dabei Yoga. So vermeiden Sie spätabendliches Essen und können sich vor dem Schlafen entspannen.

Schlafengehen

Gehen Sie hungrig zu Bett. Sie werden wesentlich besser schlafen und am Morgen bereit für ein gesundes Frühstück sein. Sie müssen zwar unmittelbar auf Knabbereien verzichten, können Ihr Augenmerk aber darauf richten, wie gut Sie sich am nächsten Morgen fühlen werden.

Restaurants und Anlässe

Kulinarische Desaster lauern überall, doch mit einigen Tipps, einem Chia-Vorrat und ein wenig Willenskraft werden Sie nicht zu Seelentröstern oder besonderen Leckereien greifen und völlig vom Kurs abkommen.

Feste und Partys

Für mich sind Partys äußerst gefährlich. Man hält sich stundenlang in einem Raum auf, Alkohol regt den Appetit an, Essen ist in Form von kleinen, kalorienreichen Häppchen allgegenwärtig. Unsere Strategie beinhaltet zweierlei: Immunisieren Sie sich, indem Sie vor dem Weggehen ein oder zwei Esslöffel gemahlenen Chia in ein Glas Wasser rühren und trinken. Auch wenn Sie durch die Snacks in Versuchung gekommen sind, werden Sie angenehm überrascht sein, wie wenig Sie davon essen. Der nächste Tipp lautet: Spät kommen und früh gehen. Das heißt nicht, dass Ihnen etwas entgehen wird; Sie werden das Beste herausholen! Seien Sie initiativ, führen Sie gute, geistvolle Gespräche und gehen Sie, wenn die Party erlahmt, anstatt stundenlang zu bleiben und erschöpft nach Hause zu kommen.

Wenn Sie selbst Gastgeber sind und Ihre Gäste auf ihre Linie achten, bedenken Sie, dass spektakuläre Leckerbissen wie Muscheln in Speckstreifen, Krabbenfleisch oder eine Käseplatte bei Ihren Gästen kein gutes Gefühl hinterlassen werden, besonders beim morgendlichen Blick auf die Waage. Schlankheitsbewusste Menschen sind besonders angespannt, wenn sie von zahllosen Versuchungen umgeben sind! Gesünderes Fingerfood, zum Beispiel frisch aufgeschnittenes Obst und Gemüse oder Schalen mit Edamame-Bohnen, sorgt für eine entspannte, gute Stimmung.

Restaurants

Restaurantbesuche können wirklich Ihr Untergang sein, da die Portionen meist riesig sind und schockierende Mengen an Fett, Kalorien und Natrium enthalten. Durch die mangelnden Nährwertangaben ist es schwer, eine vernünftige Auswahl zu treffen – wenngleich das langsam besser wird. Immunisieren Sie sich vor einem Restaurantbesuch mit zwei Esslöffeln Chia und entscheiden Sie sich möglichst für japanische oder frische mexikanische Küche. Meiden Sie

Italiener, Chinesen und Steak-Restaurants. Ignorieren Sie das Brot, das Ihnen vor dem Essen gereicht wird, und essen Sie stattdessen Protein, das sättigt und einen natürlichen Schlusspunkt setzt. Denken Sie an die besonders wertvollen Nahrungsmittel und bestellen Sie Gerichte, bei denen diese im Vordergrund stehen! Sie *können* im Restaurant gesund wählen, wenn Sie bei Ihrer Bestellung genau hinsehen.

Weihnachten und andere Feiertage

Feiertage gestalten sich bei den meisten Familien wie ein Wettkampf im Essen. Oft ist in dieser Zeit auch das Wetter schlecht und Sport wenig verlockend. Sie sehnen sich nach kulinarischen Seelentröstern, und gerade dann steht ein mehrtägiges Fest an. Im Mittelpunkt steht ein Festmahl, dessen Kalorien gewöhnlich für eine ganze Woche reichen. Selbst wenn nicht gegessen wird, kommen Sie vermutlich nicht nach draußen. Der Gesprächsstoff geht allmählich aus, Langeweile macht sich breit; was soll man also tun, wenn nicht essen? Wenn Sie schließlich zu Bett gehen, merken Sie, dass alles durcheinander ist. Sie wälzen sich schlaflos im Bett, und das bis zum Morgen.

Wenn Ihnen das wenig verlockend erscheint, halten Sie sich an die Grundsätze der Aztekendiät. Planen sie zuallererst einen langen Spaziergang oder ein Workout vor der großen Festlichkeit ein. Wer viel gegessen hat, verfügt über größere Energiespeicher in Leber und Muskeln, was mehr Energie für ein Workout bedeutet – versuchen Sie also länger und härter zu trainieren. Trinken Sie zwei große Gläser Wasser vor dem Essen. Meiden Sie kohlenhydratreiche Dinge wie Stampfkartoffeln oder Baguette und wählen Sie das gesündere weiße Fleisch statt rotes. Besonders lecker sind Süßkartoffeln als Beilage. Auch wenn Sie eine Zeitlang etwas weniger streng mit sich sind, so wissen Sie doch, dass Sie auf ein erstklassiges Programm zur Wiedergutmachung zurückgreifen können.

Hochzeiten und andere große Ereignisse

In solchen Situationen sind Sie Tausenden von Kalorien ziemlich hilflos ausgeliefert, und dazu häufig noch schrecklicher Langeweile, wie man leider zugeben muss. Eine Tischrede folgt auf die nächste, und zu allem Übel sind sie wenig unterhaltsam. Was bleibt, ist das Essen als beste Unterhaltung. Und das zieht sich über Stunden, Sie dürfen nicht einmal selbst wählen.

Immunisieren Sie sich auch hier vorher mit Chia. Entscheiden Sie sich für die gesunden Appetithäppchen und Gerichte. Die Chia-Samen sind ziemlich sättigend, Sie werden also gar nicht in der Lage sein, großen Schaden anzurichten. Zwingen Sie sich am nächsten Tag, zur normalen Zeit aufzustehen, auch wenn Sie sich schrecklich fühlen. Starten Sie mit einem Chia-Smoothie in den Tag, auch wenn Ihnen gar nicht danach ist. Dieser Schritt allein bringt Sie bereits wieder auf Kurs, verdrängt toxische Nahrung vom Vorabend und leitet eine rasche Besserung ein.

Autofahrten

Wenn man im Auto unterwegs ist, ist die Versuchung besonders groß, sich bei nächstbester Gelegenheit mit Fastfood einzudecken. Besonders, wenn man gar nicht erst aussteigen muss! Der Verzicht auf Fastfood wird drastische Verbesserungen für Ihre Gesundheit und Ihr Gewicht bewirken. Legen Sie die Scheuklappen an und fahren Sie vorbei!

Essen Sie nach Möglichkeit, bevor Sie losfahren. Wenn Sie vor einer längeren Fahrt stehen, packen Sie Gesundes für unterwegs ein oder füllen Sie einen Isolierbecher mit einem Chia-Smoothie, den Sie unterwegs trinken, um nicht in Versuchung zu geraten.

Flugreisen

Im Flugzeug ist man stundenlang in einem engen Schlauch eingesperrt, die Knie im Rücken des Vordermanns, sodass Essen eine willkommene Abwechslung darstellt. Das faszinierende und verlockende Nahrungsmittelangebot auf heutigen Flughäfen ist gefährlich. Hier schützt Chia sowohl Ihren Körper als auch Ihre Brieftasche. Geben Sie zuhause einige Esslöffel Chia in einen Plastikbeutel. Mischen Sie die Chia-Samen nach der Sicherheitskontrolle mit Wasser oder einem anderen Getränk und nippen Sie unterwegs daran.

Zusammenfassung

Unsere Botschaft ist einfach: Essen Sie Dinge, die Sie sehr gerne mögen. Essen Sie nicht aus Langeweile. Wiedergutmachung mit Chia und Aztekendiät ist jederzeit möglich. Die Waage kann nach einem Feiertag oder Fest zwei Kilo mehr anzeigen. Viele verlieren dann schon die Hoffnung. Tun Sie das nicht. Kehren Sie zurück zu Ihren Chia-Smoothies zum Frühstück und Abendessen. Machen Sie am Nachmittag einen langen Spaziergang oder treiben Sie Sport. Am Tag darauf wird das Gewicht größtenteils wieder weg sein. Ein großer Teil davon ist nämlich einfach auf die übergroße Nahrungsmenge in Ihrem Verdauungstrakt zurückzuführen. Wenn Sie vorsorglich ballaststoffreiche Gerichte ausgewählt haben, wird diese Nahrungsmenge noch größer sein. All das wird ab dem nächsten Tag wieder ausgeschieden. Am übernächsten Tag könnten Sie schon wieder Ihr normales Gewicht haben.

Anhang

Fragebogen Symptome

Der folgende Fragebogen verschafft Ihnen einen guten Überblick über Ihre gesundheitliche Verfassung und eventuelle Schmerzen, und bietet so gute Vergleichsmöglichkeiten nach der Besserung durch die Aztekendiät. Außerdem können Sie Verbesserungen in Ihrem seelischen Befinden, Ihrem Schlaf, Ihrer Leistungsfähigkeit und bei körperlichen Beschwerden im Verlaufe der Aztekendiät beobachten.

Anleitung: Füllen Sie, bevor Sie mit der Aztekendiät beginnen, die erste Spalte, »Tag 0«, aus. Nehmen Sie die Tabelle alle zwei Wochen wieder zur Hand und tragen Sie Ihr Befinden ein.

Bewertung: Sie können Werte von null bis zehn vergeben. Null bedeutet, dass das Symptom nicht vorhanden ist. Zehn bedeutet, dass es sich um ein ernstzunehmendes Symptom handelt. Tragen Sie Ihre Antworten mit Bleistift in die nachfolgenden Spalten ein. Wenn alarmierende Symptome wie Atemnot bei Anstrengung, Enge in der Brust oder schwere seelische Störungen auftreten, sprechen Sie darüber sofort mit Ihrem Arzt. Die alarmierendsten Symptome sind mit einem Sternchen gekennzeichnet.

Stimmung	Tag 0	Tag 15	Tag 30	Tag 45	Tag 60	Ziel
Ängstlich						
Häufig gedrückte Stimmung						
Konzentrationsschwierigkeiten						
Sie empfinden alles als mühsam						
Traurigkeit						
Einsamkeit						
Weniger Interesse oder Freude an Aktivitäten						
Geringes Selbstvertrauen						
Geringes Selbstwertgefühl						
Sie fühlen sich überfordert						
Schlechtes Selbstbild						
Sie greifen zu Alkohol und Beruhigungsmitteln						
Sie geben Dinge auf, die Ihnen Spaß machen						
Sie lassen sich von Kleinigkeiten stressen						

Verdauung	Tag 0	Tag 15	Tag 30	Tag 45	Tag 60	Ziel
Verstopfung						
Schwieriger oder schmerzhafter Stuhlgang						
Aufstoßen kurz nach dem Essen						
Magenverstimmung kurz nach den Mahlzeiten						
Nervöser Magen						

Hunger	Tag 0	Tag 15	Tag 30	Tag 45	Tag 60	Ziel
Heißhunger auf Snacks						
Scheinbar immer hungrig						
Verlangen nach Süßem am Nachmittag						
Essen aus Nervosität						
Hunger zwischen den Mahlzeiten						
Übermäßiges Essen während der Nacht						

277

Schlaf	Tag 0	Tag 15	Tag 30	Tag 45	Tag 60	Ziel
Aufwachen und nicht wieder einschlafen können						
Schwer einschlafen können						
Nicht durchschlafen können						
Tagsüber schläfrig						
Schnarchen						

Energie	Tag 0	Tag 15	Tag 30	Tag 45	Tag 60	Ziel
Erschöpfung						
Schwere Glieder						
Reizbar und unruhig						
Verringerte Initiative						
Chronische Müdigkeit						

Körper	Tag 0	Tag 15	Tag 30	Tag 45	Tag 60	Ziel
Abnormer Durst*						
Kopfschmerzen am Nachmittag						
Geringe bis keine Belastbarkeit*						

Körper	Tag 0	Tag 15	Tag 30	Tag 45	Tag 60	Ziel
Gefühl der Enge in der Brust*						
Kopfschmerzen						
Herzrasen*						
Heiserkeit						
Vermehrtes Schwitzen						
Gelenkschmerzen nach dem Aufstehen						
Nächtliche Beinkrämpfe						
Muskelschmerzen						
Erhöhter Ruhepuls						
Geschlechtstrieb herabgesetzt						
Atemnot bei Anstrengung*						
Niesanfälle						
Zucker im Harn*						

Blutwerte

Ihre Blutwerte wurden hoffentlich vor Beginn der Azteken-diät bestimmt. Vergleichen Sie diese Werte mit den in den Tabellen angeführten Normwerten, um zu sehen, wo Sie hin-müssen; lassen Sie dann Ihre Werte nochmals bestimmen, wenn Sie Phase III erreicht haben. Sie sollten feststellen, dass Sie auf dem richtigen Weg sind!

Cholesterin

Diese Werte sollten als Reaktion auf die Chia-Herausforderung zu sinken beginnen, und zwar innerhalb von nur fünf Tagen. Große Veränderungen zeigen sich nach sechs Wochen. Die Normwerte stammen von der American Heart Association.

HDL:	
<40 mg/dl (Männer)	Hauptrisikofaktor für Herzleiden
<50 mg/dl (Frauen)	Hauptrisikofaktor für Herzleiden
>60 mg/dl	Schützt vor Herzleiden

LDL:	
<100 mg/dl	Optimal
100–129 mg/dl	Über dem Optimum
130–159 mg/dl	Grenzwertig erhöht
160–189 mg/dl	Erhöht
>190 mg/dl	Stark erhöht

Triglyzeride:	
<150 mg/dl	Normal
150–199 mg/dl	Grenzwertig erhöht
200–499 mg/dl	Erhöht
>500 mg/dl	Stark erhöht

Nüchternblutzucker

Dieser Test zeigt, ob Sie Prädiabetes haben. Ist Ihr Wert hoch, dürfen Sie mit einer raschen Senkung rechnen. Diese Zahlen stammen von den National Institutes of Health.

80 mg/dl	Gesund, kein Insulin, keine Diabetes-Medikation nötig
Unter 100 mg/dl	Normal
100–125 mg/dl	Prädiabetes
>125 mg/dl	Typ-II-Diabetes, Altersdiabetes

Entzündungen

Entzündungen sind verantwortlich für die Hälfte aller Herzerkrankungen und viele andere Krankheiten, die Betroffenen fühlen sich äußerst schlecht.

CRP: C-reaktives Protein, ein Entzündungsparameter, dessen Senkung etwas mehr Zeit und Einsatz erfordert. Dies sind die Werte für hs-CRP (hochsensitiver CRP-Assay), ein Test, der das CRP im Blut bestimmt.

281

- Unter 1,0 mg/l – geringes Risiko für Herz-Kreislauf-Erkrankungen
- 1,0–2,9 mg/l – mäßiges Risiko für Herz-Kreislauf-Erkrankungen
- Über 3,0 mg/l – hohes Risiko für Herz-Kreislauf-Erkrankungen

HbA: Dieser Wert gibt Auskunft über die Blutzuckerwerte der letzten acht Wochen und wird daher auch als Langzeitblutzucker bezeichnet. Der HbA-Test ist nicht unbedingt erforderlich, wenn Sie keinen Diabetes haben.

- Normal: Unter 5,7 %
- Prädiabetes: 5,7–6,4 %
- Diabetes: 6,5 % oder mehr

Einkaufstipps

Chia

Chia gibt es in Reformhäusern und Apotheken sowie im Online-Versand. Ich kaufe mikrofein geschnittenen Chia in größeren Mengen, die ich mir einmal im Monat nach Hause liefern lasse. Es gibt sehr große Qualitätsunterschiede, es lohnt sich also, eine gute Bezugsquelle ausfindig zu machen und etwas mehr dafür auszugeben. Einige billigere Marken sind mit Unkrautsamen gestreckt, anderen fehlen wichtige Nährstoffe.

Die Azteken bemerkten bereits vor 500 Jahren, dass die Kraft des Chia sich nur in einer bestimmten Größe und Form entfaltet, daher lernten sie, ihn zu mahlen. Ganze Chia-Samen haben eine geringere Bioverfügbarkeit und schneiden in Studien zur Gewichtsabnahme nicht so gut ab. Auch wie der Chia gemahlen wird, spielt eine große Rolle. Wird er zu fein gemahlen, gehen die Omega-Fettsäuren verloren. Bei zu grob gemahlenem Chia passieren die Teilchen den Verdauungstrakt ohne Wirkung. Entstehen beim Mahlen von Chia zu hohe Temperaturen, gehen viele sekundäre Pflanzenstoffe und Antioxidantien verloren, die Samen verderben rasch. Im Gegensatz zu Leinsamen sind Chia-Samen winzig und sehr schwer zu mahlen, daher empfehle ich Ihnen den Kauf von gemahlenen oder mikrofein geschnittenen Samen.

Chia hoher Qualität stammt aus Guatemala, Bolivien, Argentinien und Australien. Jede Sorte hat ihre Stärken; manche sind reich an Ballaststoffen, andere reich an Proteinen, wieder andere enthalten besonders viele Omega-3-Fettsäuren. Am besten wäre natürlich eine Mischung aus besonders wertvollen Chia-Sorten.

Amarant

Amarant ist ein guter Ersatz für Reis, Kartoffeln, Nudeln, Couscous und Haferflocken, denn seine GL ist niedrig. Er ist in einigen Supermärkten und in den meisten Reformhäusern und Naturkostläden sowie online erhältlich.

Ergänzungspräparate

Hinweis: Sprechen Sie immer mit Ihrem Arzt, bevor Sie mit der Einnahme neuer Ergänzungspräparate beginnen.

SAM

SAM (S-Adenosylmethionin) ist eine natürliche chemische Substanz im Körper, die es nun auch als Ergänzungspräparat zur Behandlung von Osteoarthritis, Schleimbeutelentzündung, Sehnenentzündung, Gelenkschmerzen und -entzündung, Lebererkrankungen, Migräne und anderen Leiden gibt. Dem Präparat wird zudem eine Antiaging-Wirkung und eine Steigerung der geistigen Leistungsfähigkeit zugeschrieben. Vor kurzem zeigte jedoch eine Studie von ConsumerLab. com, dass 30 Prozent der geprüften SAM-Präparate nicht den Qualitätsanforderungen entsprachen, wählen Sie Ihre Marke also sehr sorgfältig aus. Achten Sie auf magensaftresistente Tabletten in Blisterpackungen, denn SAM zersetzt sich rasch, wenn es mit Wärme oder Feuchtigkeit in Kontakt kommt.

Quercetin

Während des Trainings erzeugt der Körper schädliche freie Radikale. Quercetin ist ein antioxidatives Flavonoid in Pflanzen und Gemüsen, das zur Hemmung einiger an der Produktion von freien Radikalen beteiligter Enzyme beiträgt. Es kann zur Vorbeugung und Milderung von oxidativem Stress eingesetzt werden.

Laut Dr. David Nieman sind die besten Quercetin-Lieferanten Zwiebeln, Paprika, Äpfel und Beeren. Quercetin-Präparate werden zur Erhöhung der Aufmerksamkeit, Stärkung des Immunsystems, Verbesserung der Leistungsfähigkeit und Reduktion von oxidativem Stress und Muskelkater nach dem Sport eingesetzt.

Fischöle

Achten Sie darauf, Fischöl nicht in zu hoher Dosis einzunehmen, denn mehr als drei Gramm pro Tag können die Blutungsneigung erhöhen. Die Produkte unterscheiden sich deutlich im Gehalt an EPA und DHA. Achten Sie darauf, dass der EPA-Anteil um 60 Prozent höher ist als der DHA-Anteil, weil das für Ihr seelisches Wohlbefinden wichtig ist.

Glucosamin und Chondroitin

Wenn Sie viele überschüssige Kilos mit sich herumschleppen, sind Ihre Gelenke wahrscheinlich überlastet. Ich glaube, dass Glucosamin und Chondroitin helfen. Ich nehme jeden Morgen 1500 mg Glucosamin und 1200 mg Chondroitin zur Unterstützung der Reparatur des Gelenkknorpels. Die Einnahme der beiden ist ungefährlicher im Hinblick auf die Linderung von Gelenkschmerzen als Ibuprofen oder freiverkäufliche Medikamente mit dem Wirkstoff Paracetamol.

Danksagung

Ich möchte folgenden Personen meinen Dank aussprechen:
Haley Nolde investierte übermenschliche Kräfte in die Verbesserung und Gliederung dieses Manuskripts. Haley verfügt über eine unglaubliche schriftstellerische Begabung, sie drückt sich ungewöhnlich klar und gut verständlich aus. Durch sie wurde dieses Buch Inspiration und Vergnügen. Haley lebt mit ihrem Ehemann und drei Kindern in Richmond, Virginia, USA. Sie schreibt seit 15 Jahren für Zeitungen, Zeitschriften, Bücher, Blogs und Webseiten. Haleys Leidenschaft, alles zu Papier zu bringen, ihre Begeisterung für gesunde, frische, vollwertige Nahrungsmittel sowie ihre Liebe zum Laufen, Schwimmen, Yoga und so ziemlich allen anderen Sportarten machten sie zur perfekten Partnerin in diesem Projekt.

Lisa Sharkey brachte mehr literarische Stars hervor als Oprah Winfrey. Als Producer bei GMA und neuer Senior Vice President und Kreativ-Direktor bei HarperCollins hat Lisa die unglaubliche Gabe, erfolgsträchtige Ideen aufzuspüren und in Bestseller umzuwandeln. Lisa war mir eine große Hilfe bei der Gestaltung und Positionierung dieses Buches. Ihre ansteckende Begeisterung und ihr Engagement setzten sich durch.

Amy Bendell war meine redaktionelle Ansprechpartnerin und Informationsquelle. Sie war dabei stets vergnügt und fröhlich und eine große Hilfe. Amys Wissen und ihre stress-freie Herangehensweise ans Redigieren ließen das Buch großartig und die Arbeit zum Genuss werden. Ihre Erkenntnisse und Anweisungen waren von unschätzbarem Wert für mich.

Alan Morell, seit vielen Jahren mein treuer Agent, begleitete die *Aztekendiät* durch die wichtigsten New Yorker Verlagshäuser und fand für sie ein willkommenes Heim bei HarperCollins. Alan kennt sich im Buchgeschäft bestens aus und war mir in diesem Prozess eine große Hilfe.

Mary Corpening Barber und Sara Corpening Whiteford kreierten die Smoothies für dieses Buch. Sie sind beide inspirierende Mütter und begabte Rezeptentwickler. Sie kultivierten die Kunst des Smoothies. Ich bin ihnen unglaublich dankbar dafür, dass sie den Kontakt zu Haley herstellten und mir ihre Freundschaft und Anleitung anboten.

Walter Willett und sein Harvard-Team sind die besten Ernährungsfachleute ihrer Generation und setzen Standards für viele nachfolgende. Ich erwarte Walters neueste Publikationen immer wie einen Bestseller. Seine Arbeiten über die glykämische Belastung und über Entzündungen waren Inspiration für die maßgeblichen Prinzipien dieses Buches.

Dean Ornish war mir Inspiration und verlieh den Ernährungsbereichen und der Krankheitsvorbeugung eine große Plausibilität, und zwar zum einen durch seine Fantasie, zum anderen durch seine streng wissenschaftliche Vorgehensweise. Mit seiner Pionierarbeit über Herzleiden, Adipositas und Prostatakarzinom war er seiner Zeit um Jahre voraus.

Sara Baer-Sinnott und Dun Gifford von Oldways machen traditionelle Ernährung wieder zum Thema, wenn es um Lösungen für viele Bevölkerungsgruppen dieser Erde geht.

Ich verfolge ihre Arbeit seit Jahrzehnten und beobachte begeistert die Entstehung jeder neuen Ernährungspyramide.

Jim und Sherri Wear danke ich dafür, dass sie mich mit Chia bekanntmachten und mein Leben veränderten. Jim und Sherri gehören zu den nettesten, anständigsten und großzügigsten Menschen, die ich kenne.

Sarah Toland ist meine langjährige, bewährte Redakteurin beim *Men's Journal*. Sarah half mir unglaublich bei der ursprünglichen Konzeption des Projektes, dessen Umfang und dessen Vision. Unentbehrlich war Sarah für die Gestaltung des Abschnitts über besonders wertvolle Nahrungsmittel, sie durchkämmte in mühevoller Kleinarbeit unzählige Datenbanken und fand so die allerbesten.

Dan Green war schon bei fast einem Dutzend Büchern bewährter Kollege und Agent. Dan verfügt über messerscharfe Instinkte und zeichnet verantwortlich für viele meiner Bestseller.

Charles Gaines: Mein erstes Buch, *Sports Selection*, schrieb ich mit Charles Gaines. Er lehrte mich das Handwerkszeug des Bücherschreibens. Bei jedem Kapitel muss ich an Charles und das, was er mir beibrachte, denken.

Charlotte Hardwick verfügt über unglaubliches Geschick im Entwerfen äußerst gesunder Mahlzeiten. Sie ist Absolventin des Integrative Institute of Nutrition in New York City und entwickelte hervorragende Speisepläne und Rezepte für dieses Buch. Sie sind frisch, inspirierend und köstlich.

Terry Shintani: Terrys Hawaii-Diät setzte Maßstäbe, als es um die Wiedereinführung traditioneller Ernährungsformen bei den Urvölkern ging. Seine Hawaii-Diät bewies, dass die traditionelle Küche dazu beitragen kann, Probleme wie Adipositas und Diabetes zu beseitigen.

Lizzie und Barry Hinckley danke ich für ihre wertvolle Freundschaft und dafür, dass sie mich als Erste in die Welt von Chia einführten.

Kimmy Everett danke ich für seine Freundschaft, außerdem dafür, dass er mich dazu brachte, die Chia-Lebensweise vollständig zu übernehmen und das Leben in vollen Zügen auszukosten.

Quellennachweise

Kapitel: Warum die Aztekendiät funktioniert

1. J. C. Ellsmere, C. C. Thompson, W. R. Brugge, R. Chuttani, D. J. Desilets, D. W. Rattner, M. E Tarnoff, L. M. Kaplan, »Endoscopic Interventions for Weight Loss Surgery«, *Obesity* 17, no 5 (2009): 929–33. Epub Feb 19, 2009.
2. V. Vuksan, A. L. Jenkins, A. G. Dias, A. S. Lee, E. Jovanovski, A. L. Rogovik, and A. Hanna, »Reduction in Postprandial Glucose Excursion and Prolongation of Satiety: Possible Explanation of the Long-Term Effects of Whole-Grain Salba (Salvia Hispanica L.)«, *Eur J Clin Nutr.* 64, no. 4 (2010): 436–8. Epub Jan. 20, 2010.
3. V. Vuksan, D. Whitham, J. L. Sievenpiper, A. L. Jenkins, A. L. Rogovik, R. P. Bazinet, E. Vidgen, and A. Hanna, *Diabetes Care* 30, no. 11 (2007): 2804–10. Epub Aug. 8, 2007.
4. S. S. Hassellund, A. Flaa, S. E. Kjeldsen, I. Seljeflot, A. Karlsen, I. Erlund, M. Rostrup, »Effects of Anthocyanins on Cardiovascular Risk Factors and Inflammation in Pre-hypertensive Men: A Double-Blind Randomized Placebo-Controlled Crossover Study«, J Hum Hypertens. 27, no 2 (2013): 100–6. Epub Feb 16, 2012.
5. A. A. Cassidy, E. J. O'Reilly, C. Kay, L. Sampson, M. Franz, J. P. Forman, G. Curhan, E. B. Rimm, »Habitual Intake of Flavonoid Subclasses and Incident Hypertension in Adults«, *American Journal of Clinical Nutrition* 93, no. 2 (2011): 338–47. Epub Nov. 24, 2010.

Kapitel: Die Chia-Herausforderung

1. BMI-Rechner: www.onmeda.de/selbsttests/bmi_rechner.html
2. Publiziert im *Journal of the American Dietetic Association*, 25. Nov. 2011, die Studie umfasste 123 übergewichtige und fettleibige Frauen zwischen 50 und 75. Die Probanden nahmen an einer größeren Studie teil, die die Gewichtsabnahme unterstützen und die Auswirkungen von Ernährung und Bewegung auf Brustkrebs untersuchen sollte.

Kapitel: Leben in Phase I

1. V. Vuksan, D. Whitham, J. L. Sievenpiper, A. L. Jenkins, A. L. Rogovik, R. D. Bazinet, E. Vidgen, and A. Hanna, »Supplementation of Conventional Therapy with the Novel Grain Salba (*Salvia hispanica L.*) Improves Major and Emerging Cardiovascular Risk Factors in Type 2 Diabetes: Results of a Randomized Controlled Trial«, *Diabetes Care* 30, no. 11 (2007): 2804–10. Epub Aug. 8, 2007.
2. D. Mozaffarian, and J. H. Wu, »(Ω-3) Fatty Acids and Cardiovascular Health: Are Effects of EPA and DHA Shared or Complementary?« *Journal of Nutrition* 142, no. 3 (2012): 614–25. Epub Jan. 25, 2012.
3. www.hsph.harvard.edu/nutritionsource/what-should-you-eat/omega-3-fat.
4. S. S. Nodari, M. Triggiani, A. Manerba, G. Milesi, and L. Dei Cas, »Effects of Supplementation with Polyunsaturated Fatty Acids in Patients with Heart Failure«, *Intern Emerg Med* 6 Suppl, no. 1 (2011): 37–44.
5. A. A. Cassidy, I. De Vivo, Y. Liu, J. Han, J. Prescott, D. J. Hunter, and E. B. Rimm, »Associations Between Diet, Lifestyle Factors, and Telomere Length in Women«, *American Journal of Clinical Nutrition* 91, no. 5 (2010): 1273–80. Epub Mar. 10, 2010.
6. T. Hortobágyi, C. Herring, W. J. Pories, P. Rider, and P. Devita, »Massive Weight Loss-Induced Mechanical Plasticity in Obese Gait«, *Journal of Applied Physiology* 111, no. 5 (2011): 1391–9. Epub Aug. 18, 2011.

Kapitel: Leben in Phase II

1. http://yourlife.usatoday.com/fitness-food/exercise/story/2011-08-30/Study-Jogging-beats-weight-lifting-for-losing-belly-fat/50190566/1

Kapitel: Leben wie die Azteken

1. *Science* 6, 200, no. 4342 (May 12, 1978): 611–617.

Kapitel: Besonders wertvolle Lebensmittel

1. D. E. Sellmeyer, K. L. Stone, A. Sebastian, S. R. Cummings, »A High Ratio of Dietary Animal to Vegetable Protein Increases the Rate of Bone Loss and the Risk of Fracture in Postmenopausal Women«, *American Journal of Clinical Nutrition* 73, no. 1, (2001): 118–22.

Marian T. Hannan, Katherine L. Tucker, Bess Dawson-Hughes, L. Adrienne Cupples, David T. Felson, and Douglas P. Kieli, »Effect of Dietary Protein on Bone Loss in Elderly Men and Women: The Framingham Osteoporosis Study«, 15, no. 12 (2000): 2504.

2. L. de Koning, T. T. Fung, X. Liao, S. E. Chiuve, E. B. Rimm, W. C. Willett, D. Spiegelman, and F. B. Hu, »Low-Carbohydrate Diet Scores and Risk of Type 2 Diabetes in Men«, *American Journal of Clinical Nutrition* 93, no. 4 (2011): 844–50. Epub Feb. 10, 2011.

3. http://www.sciencedaily.com/videos/2007/0404-weight_loss_weapon.htm

4. N. M. Wedick, A. Pan, A. Cassidy, E. B. Rimm, L. Sampson, B. Rosner, W. Willett, F. B. Hu, Q. Sun, and R. M. van Dam, »Dietary Flavonoid Intakes and Risk of Type 2 Diabetes in US Men and Women«, *American Journal of Clinical Nutrition* 95, no. 4 (2012): 925–33. Epub Feb 22, 2012.

5. D. Mozaffarian, R. N. Lemaitre, I. B. King, X. Song, D. Spiegelman, F. M. Sacks, E. B. Rimm, and D. S. Siscovick, »Circulating Long-Chain Ω-3 Fatty Acids and Incidence of Congestive Heart Failure in Older Adults: The Cardiovascular Health Study: A Cohort Study«, *Annals of Internal Medicine* 155, no. 3 (2011): 160–70.

6. M. Strøm, T. I. Halldorsson, E. L. Mortensen, C. Torp-Pedersen, and S. F. Olsen, »Fish, Ω-3 Fatty Acids, and Cardiovascular Diseases in Women of Reproductive Age: A Prospective Study in a Large National Cohort«, *Hypertension* 59, no. 1 (2012): 36–43. Epub Dec. 5, 2011.

7. F. Campbell, H. O. Dickinson, J. A. Critchley, G. A. Ford, and M. Bradburn, »A Systematic Review of Fish-Oil Supplements for the Prevention and Treatment of Hypertension«, www.ncbi.nlm.nih.gov/pubmed/22345681. *Eur J Prev Cardiol.* Epub Jan. 30, 2012.

8. H. Tong, A. G. Rappold, D. Diaz-Sanchez, S. E. Steck, J. Berntsen, W. E. Cascio, R. B. Devlin, and J. M. Samet, »Omega-3 Fatty Acid Supplementation Appears to Attenuate Particulate Air Pollution Induced Cardiac Effects and Lipid Changes in Healthy Middle-Aged Adults«, *Environmental Health Perspective*, Epub April 19, 2012.

9. J. H. Wu, R. N. Lemaitre, I. B. King, X. Song, F. M. Sacks, E. B. Rimm, S. R. Heckbert, D. S. Siscovick, D. Mozaffarian, »Association of Plasma Phospholipid Long-Chain Ω-3 Fatty Acids with Incident Atrial Fibrillation in Older Adults: The Cardiovascular Health Study«, *Circulation* 125, no. 9 (2012): 1084–93. Epub Jan. 26, 2012.

10. M. M. Murphy et al., »Drinking Flavored or Plain Milk Is Positively Associated with Nutrient Intake and Is Not Associated with Adverse Effects on Weight Status in U. S. Children and Adolescents«, *Journal of the American Dietetic Association* 108 (2008): 631.
R. Novotny et al. »Dairy Intake Is Associated with Lower Body Fat and Soda Intake with Greater Weight in Adolescent Girls«, *Journal of Nutrition* 134 (2004): 1905.
R. H. Striegel-Moore et al. »Correlates of Beverage Intake in Adolescent

Girls: The National Heart, Lung, and Blood Institute Growth and Health Study«, *Journal of Pediatrics* 148 (2006): 183.

11. Lee Hooper, Colin Kay, Asmaa Abdelhamid, Paul A. Kroon, Jeffrey S. Cohn, Eric B. Rimm, and Aedín Cassidy, »Effects of Chocolate, Cocoa, and Flavan-3-ols on Cardiovascular Health: A Systematic Review and Meta-analysis of Randomized Trials«, *Am J Clin Nutr.* 95, no. 3(2012): 740–51. Epub Feb 1, 2012.

Kapitel: Das große Ganze

1. J. E. Gangwisch, D. Malaspina, B. Boden-Albala, and S. B. Heymsfield, »Inadequate Sleep as a Risk Factor for Obesity: Analyses of the NHANES I«, *Sleep* 28, no. 10 (2005): 1289–96.

2. N. Ahmadi, S. Eshaghian, R. Huizenga, K. Sosnin, R. Ebrahimi, and R. Siegel, »Effects of Intense Exercise and Moderate Caloric Restriction on Cardiovascular Risk Factors and Inflammation«, *American Journal of Medicine* 124, no. 10 (2011): 978–82. Epub Jul. 27, 2011.

3. T. G. Illian, J. C. Casey, and P. A. Bishop, »Omega-3 Chia Seed Loading as a Means of Carbohydrate Loading«, *J Strength Cond Res.* 25, no. 1 (2011): 61–5.

4. »The NFL's Top-Secret Seed: Baltimore Running Back Ray Rice Puts His Faith in Chia Seeds, a Training Tool of the Ancient Aztecs«, *Wall Street Journal,* Jan. 12, 2012, p. X.

5. T. A. Astorino, T. Cottrell, A. Talhami Lozano, K. Aburto-Pratt, and J. Duhon, »Effect of Caffeine on RPE and Perceptions of Pain, Arousal, and Pleasure/Displeasure During a Cycling Time Trial in Endurance Trained and Active Men«, *Physiol Behav*, Feb. 12, 2012.

6. February 2008 issue of *Medicine and Science in Sport and Exercise*

Glossar

Aztekennahrung
Substantiv, Mz.
1. Nahrungsmittel der Azteken in ihrem Imperium. Reich an Proteinen, geringe glykämische Last und Entzündungsneigung.
2. Beispiele: Chia, Quinoa, Amarant, Bohnen, Mais, Fisch, Pute, Tomaten

Glykämische Last
Substantiv
1. Die Auswirkung eines Nahrungsmittels auf den Blutzuckerspiegel, multipliziert mit der darin enthaltenen Menge an Kohlenhydraten, also eine einzelne Zahl
Synonyme: Glukosebelastung

Kohlenhydratbombe
Substantiv
1. Ein Kohlenhydratlieferant, der sehr viel Zucker in die Blutbahn gelangen lässt.
2. Ihr neuer Feind.

Chia
Substantiv
1. »Pflanze, *Salvia hispanica,* beheimatet in Mittel- und Südmexiko und Guatemala: Die Samen werden gegessen.« *Dictionary.com. Salvia* leitet sich vom lateinischen *salvare,* »heilen«, ab.
2. Grundpfeiler der Ernährung der alten Azteken.
3. Schlüssel zu erfolgreicher und dauerhafter Gewichtsabnahme, Leistungsfähigkeit und stabilem Blutzucker.
4. Ihr neuer bester Freund.

Entzündung
Substantiv
1. »*Pathologie*. Rötung, Schwellung, Schmerz, Überwärmung und Funktions-
einschränkung in einem Bereich des Körpers, besonders als Reaktion des
Gewebes auf Schädigung.«
Dictionary.com.

Flammenwerfer
Substantiv
1. Ein Nahrungsmittel, das stark entzündungsfördernd wirkt. Flammenwerfer
tragen maßgeblich zu Adipositas, Diabetes, Herzerkrankungen und Depressionen bei. Sie enthalten reichlich gesättigte Fettsäuren, Omega-6-Fettsäu-
ren, die glykämische Last ist hoch, der Anteil an Omega-3-Fettsäuren gering.
Beispiele: Weißmehl, weißer Reis, angereicherte Spaghetti, Weißbrot und
Weizentortillas.
2. Ihr zweiter neuer Feind.

Rezeptregister

Sachregister